Der kleine Igel
und die Magie des Vertrauens

für alle,

die ich mit meiner Liebe für das Leben begeistern darf

Hans-Jürgen Krieg

Der kleine Igel
und
die Magie des Vertrauens

Fabel

M-TEC Verlag

Coverillustration: Christian Büttner
Coverdesign: Tobias Zetlmeisl

Erschienen im M-TEC Verlag, Altkirchen

ISBN: 13 978-3-938681-57-2

Vorwort

Nach der Veröffentlichung des ersten Bandes vom kleinen Igel[1] erhielt ich zahlreiche positive Rückmeldungen. Zu meiner großen Freude bestätigten mir viele Leser, dass ihnen die Geschichte gut gefällt. Sie schätzen diese Art der Übermittlung komplexer Zusammenhänge. Besonders freute mich, dass auch ein bisschen von der Liebe rüberkommt, die ich für das Büchlein, seine Inhalte und seine Akteure empfinde. Für mich sind die Fabeln mit dem kleinen Igel ein Symbol für das Leben. Sie drücken in besonderer Weise meine Liebe für eine Welt aus, deren wunderbare und magische Eigenschaften ich leider viel zu lange überhaupt nicht wahrgenommen habe. Ich bin sehr dankbar dafür, dass ich meinen Lesern, zumindest für einige Augenblicke, die besondere Liebenswürdigkeit des Lebens näher bringen darf.

Fast alle Leser, mit denen ich gesprochen habe, äußerten einen Wunsch. Sie wollten sich gerne mit einem neuen Abenteuer des kleinen Igels in eine Zauberwelt entführen lassen, die ihnen anschaulich weitere Zusammenhänge rund um das Leben aufzeigt. Diesem Anliegen komme ich sehr gerne nach. Nachdem im ersten Band der Aufbau der Welt und das Geheimnis des Lebens im Mittelpunkt stehen, gehe ich im zweiten Band stärker darauf ein, wie solche Erkenntnisse im täglichen Leben angewendet und umgesetzt werden können. Neben dem kleinen

1 „Der kleine Igel und das Geheimnis des Lebens"

Igel steht deshalb ein Hase im Mittelpunkt des Geschehens. Wo nötig und sinnvoll, habe ich mein Bild über die Welt noch weiter präzisiert, das ich im ersten Band bereits skizziert habe.

Ich wünsche mir von ganzem Herzen, dass auch mit dem zweiten Band möglichst viel von meiner Liebe zum Leben auf die Leser überstrahlt.

Ihr
Hans-Jürgen Krieg

1

Nach den Geschehnissen im Zauberwald ist die Igelfamilie wieder wohlbehalten zu ihrer Lichtung im Wald zurückgekehrt. Der Igelvater fühlt sich pudelwohl im Kreis seiner Lieben. Ab und zu unterhalten sie sich noch über die außergewöhnlichen Ereignisse, die sich im Haus des Zauberers abgespielt haben. Aber ihre Erinnerungen verblassen, je größer der Abstand zu den Erlebnissen wird. Der Alltag hat die Igelfamilie wieder fest im Griff.

Nur der kleine Igel hat sich nachhaltig verändert. Er ist von einem tiefen inneren Frieden erfüllt. Glücklich und gelassen genießt er jeden Augenblick. Am liebsten streicht er ausgiebig durch den Wald. Oft kehrt er tagelang nicht in den Schutz der Igelhöhle zurück.

„Na, du Rumstreuner, was hast du heute wieder vor?" begrüßt die Igelmutter ihren Sprössling eines Morgens.

„Ich weiß nicht. Ich werde einfach das tun, wonach mir gerade ist", entgegnet der kleine Igel freundlich. „Ich bin schon ganz gespannt darauf, was ich heute alles erleben darf."

„Pass ja auf, dass du keinem Fuchs über den Weg läufst", erwidert die Mutter voller Sorge.

Der kleine Igel lächelt.

„Ach, Mama. Du weißt doch. Mir kann nichts passieren. Ich werde von starken Kräften beschützt. Auf mich passen viele liebevolle Wesen auf."

„Ach du, mit deinen spinnerten Ansichten. Wohl ist mir nicht, wenn du so alleine im Wald herum irrst. Glaub mir, auch die besten Freunde können dir nicht helfen, wenn plötzlich ein großer Fuchs vor dir steht."

Der kleine Igel zwinkert kurz mit den Augen und läuft lachend davon. Seine Mutter blickt ihm sorgenvoll hinterher. Im gleichen Augenblick raschelt es in den Bäumen. Eine mächtige Eule erhebt sich majestätisch in die Lüfte.

Nicht lange, nachdem der kleine Igel das elterliche Zuhause verlassen hat, läuft ihm ein Hase über den Weg. Der schaut überrascht auf, als sie sich näher kommen.

„Hallo, dich kenne ich doch. Du bist doch der verrückte kleine Kerl, der dem Geheimnis der Pflanzen auf die Spur kommen will", begrüßt der Hase den kleinen Igel.

„Na, so was. Der Hase mit dem Hasengott. Das freut mich aber, dass wir uns wieder einmal begegnen."

„Na, hast du gefunden, wonach du suchst? Oder siehst du inzwischen ein, dass ich Recht hatte und der Gott der Hasen für das Wachstum der Pflanzen verantwortlich ist?"

„Vielen Dank nochmals für deine Hilfe. Ja, ich bin inzwischen hinter das Geheimnis der Pflanzen gekommen", klärt der kleine Igel den Hasen auf. „Und wie ist es dir seit unserem Treffen ergangen?"

Der Hase schaut den kleinen Igel traurig an.

„Gar nicht gut. Bei mir läuft in letzter Zeit irgendwie alles schief. Vor ein paar Wochen wurde ich gnadenlos von einem Fuchs gejagt. Vergangene Woche bin ich eine Böschung hinunter gestürzt und habe mir dabei ziemlich wehgetan. Vorgestern schlug knapp neben mir ein Blitz ein. Und seit längerem werde ich jede Nacht von düsteren Alpträumen heimgesucht, in denen schreckliche Dinge mit mir geschehen. Ach, weißt du. So macht mir das Leben einfach keinen Spaß mehr."

„Das klingt ja nicht besonders erfreulich. Du siehst, ehrlich gesagt, auch nicht gut aus. Komm, lass uns ein bisschen spielen. Das muntert dich wieder auf."

„Nein, danke. Ich möchte lieber ruhig hier sitzen bleiben. Bei meiner Pechsträhne passiert mir sonst nur wieder was."

„Meinst du wirklich?"

„Ja, davon bin ich überzeugt. Wenn das Schicksal sich gegen dich verschworen hat, kannst du nichts dagegen ausrichten."

„Da irrst du dich aber. Gerade dagegen kannst du sehr viel tun", erwidert der kleine Igel mitfühlend.

„Glaubst du das im Ernst? Woher willst du das wissen? Ich habe erfahrene Hasen um Hilfe gefragt. Alle ihre Ratschläge und Maßnahmen haben nichts bewirkt. Im Gegenteil. Meine Situation hat sich dadurch nur noch verschlimmert."

„Vielleicht sind sie die Sache von der falschen Seite her angegangen."

Da schaut der Hase plötzlich böse auf.

„Aber du unerfahrener junger Igel weißt, was gut für mich ist. Deine Einbildung hat seit unserer letzten Begegnung ganz schön zugenommen. Bitte geh jetzt. Sonst rege ich mich noch richtig auf wegen dir."

„Schade. Wie du willst. Ich hätte dir wirklich gerne geholfen. Wenn du es dir anders überlegt hast, darfst du gerne wieder auf mich zukommen", entgegnet der abgewiesene Helfer voller Anteilnahme.

Traurig läuft der kleine Igel davon. Er ist kaum verschwunden, da landet die Eule neben dem Hasen. Sie schaut ihm tief in die Augen.

„Was starrst du mich so an?" fragt der Hase irritiert.

„Ich will mir einmal in Ruhe ansehen, wie ein Riesendummkopf aussieht", klärt ihn die Eule auf.

Der Hase antwortet erregt:

„Was habe ich dir getan, dass du mich so verspottest?"

„Mir nichts. Aber dir selber."

„Mir selber?"

„Ja, dir selber. Dein Verhalten bestätigt wieder einmal ein altes Eulensprichwort: Ein wertvoller Schatz braucht nicht vergraben zu werden. Keiner sieht ihn. Alle gehen achtlos an ihm vorüber, obwohl sie sehnsüchtig nach ihm suchen."

„Was willst du damit sagen?" fragt der Hase sichtlich beeindruckt von der herrischen Erscheinung des stolzen Vogels.

„Ganz einfach. Du hast eben einen großen Schatz übersehen."

„Ich? Wieso?"

„Weil du nur mit dem Verstand und nicht auch mit dem Herzen zugehört hast."

„Aber..."

„Kein Aber. Hättest du auf dein Herz geachtet, dann wären dir sicherlich die Zeichen aufgefallen, die dir der kleine Igel übermittelt hat. Dann hättest du bemerkt, dass die Hilfe endlich da ist, auf die du schon so lange wartest."

Der Hase starrt die Eule verdattert an.

"Willst du damit andeuten, dass der kleine Igel mir hätte helfen können?"

„Ja, davon bin ich überzeugt. Er ist der Schlüssel zu deiner Rettung. Aber natürlich nur, wenn du das auch willst."

„Hm..."

„Jeder ist seines Glückes eigener Schmied. Machs gut, lieber Hase. Und nichts für ungut", beendet die Eule ihre Ausführungen und macht sich fertig zum Abflug.

„Halt, nicht so schnell. Bleib bitte noch einen Moment. Meinst du wirklich, dass der kleine Igel was für mich tun kann?"

„Da bin ich mir ganz sicher."

„Und was soll ich deiner Meinung nach jetzt tun?" fasst der Hase nach.

„Lauf ihm hinterher und bitte ihn um seine Unterstützung."

Der Hase springt auf. Seine Antwort kommt wie aus der Pistole geschossen:

„Nein. Niemals. Ein Hase rennt nicht hinter einem Igel her und bittet ihn um etwas. Kannst du nicht den kleinen Igel fragen, ob er zu mir zurückkehren will?"

Die Eule schüttelt den Kopf.

„Nein, das musst du schon selbst erledigen. Auch wenn es weh tut. Ich gebe dir einen guten Rat. Wenn dir dein Wohlergehen wirklich am Herzen liegt, dann solltest du besser einige deiner Grundsätze über Bord werfen."

„Hm. Wie meinst du das?"

„Denke darüber nach. Rufe einfach laut nach mir, wenn dir danach ist."

Mit einigen kräftigen Flügelschlägen fliegt die Eule davon. Der Hase schaut ihr lange hinterher. Wenig später zieht ein starkes Gewitter auf. Feurige Blitze schlagen in unmittelbarer Nähe des Hasen ein. Gleißend helle Lichtstrahlen fressen sich laut krachend in die nahen Bäume. Bei jedem Donnerschlag zuckt der Hase immer stärker zusammen. Er ängstigt sich zu Tode. Im Moment der größten Not tätigt er ein folgenschweres Versprechen.

„Wenn ich das hier überlebe, werde ich zum kleinen Igel laufen und ihn um Hilfe bitten", murmelt er mehrmals laut vor sich hin.

„Eule, Eule", schreit der Hase in den Himmel hinauf, als das Gewitter endlich vorbei ist.

Begleitet von einem kräftigen Windstoß rauscht der große Vogel heran. Er schaut den Hasen erwartungsvoll an. Dieser bibbert am ganzen Körper. Seine Augen wandern ängstlich hin und her. Der Schreck sitzt ihm tief in den Gliedern.

„Das ging aber schnell. Was so ein Gewitter nicht alles für Wunder bewirkt. Na, hast du es dir anders überlegt?" fragt die Eule leise, um den Hasen nicht noch mehr zu verängstigen.

„Ja", erwidert der Angesprochene kraftlos. „Bitte hilf mir. Bitte bring mich zum kleinen Igel. Ich halte es einfach nicht mehr aus."

„Gut. Wie es scheint, hast du soeben eine wichtige Lektion des Lebens gelernt. Folge mir. Ich zeige dir den Weg."

„Gleich. Welche Lektion meinst du?"

„Wenn du bei dir etwas ändern willst, musst du immer selbst den ersten Schritt machen. Du musst selbst aktiv werden. Denn du allein bist für dein Leben verantwortlich."

Das ungleiche Paar macht sich auf den Weg. Die Eule fliegt voraus. Der Hase folgt ihr so gut er kann. Bald erreichen sie den kleinen Igel, der sich gemütlich in der Sonne wärmt.

„Was ist passiert", fragt dieser besorgt, als er den Zustand des Hasen bemerkt. „Du siehst ja noch viel schlechter aus, als vorhin."

Kraftlos antwortet der Hase:

„Ich bin im Gewitter tausend Tode gestorben. Ich kann nicht mehr. Bitte hilf mir."

Der kleine Igel richtet sich auf. Er strahlt den Hasen liebevoll an. Zärtlich ergreift er seine Pfoten. Leise singt er mehrere Lieder. Immer wieder murmelt er einige geheimnisvolle Worte.

Nach einigen Minuten geht eine seltsame Wandlung im Hasen vor sich. Er spürt mehr und mehr, wie eine wohltuende Wärme in ihm aufsteigt. Er fühlt, wie die Lebenskraft zu ihm zurückkehrt. Bald sitzt er ruhig und entspannt neben dem kleinen Igel und der Eule im Gras.

Als der Hase sich völlig beruhigt hat, stellt ihm der kleine Igel eine entscheidende Frage:

„Möchtest du dein Leben wirklich aus ganzem Herzen verändern?"

„Ja", erwidert der Hase kraftvoll. „Das will ich. Ich habe die Nase voll. Ich will nicht, dass es so weiter geht, wie in den letzten Wochen."

Der kleine Igel nickt mitfühlend.

Nach einer kurzen Pause führt der Hase weiter aus:

„Früher, als kleiner Hase, da fühlte ich mich noch richtig wohl. Da war mein Leben noch interessant und toll. Aber jetzt, wo ich größer bin, bedrückt es mich nur noch und macht mir Angst. Alles kommt mir so schwer und sinnlos vor. Nichts macht mir mehr richtig Freude. Ich fühle mich einfach nicht wohl in meiner Haut. Kennst du das?"

„Ja, wenn auch sicherlich nicht so, wie du. Vor meinem Besuch im Zauberwald hatte ich öfters auch solche Phasen", entgegnet der kleine Igel aufmunternd.

„Weißt du, es kommt mir so vor, als ob ich einfach nicht mehr ich selbst bin. Es klingt vielleicht blöd. Aber irgendwie habe ich mich beim Größer werden selbst verloren."

Der Hase stockt für einen Moment. Er holt tief Luft.

„Irgendwo in meinem Inneren, da spüre ich noch, wer ich wirklich bin. Dort fühle ich noch eine schwache Sehnsucht, die mir signalisiert, wie ich eigentlich leben will. Dort lodert eine kleine Flamme, die mir den Weg weisen will für ein glückliches und zufriedenes Leben. Versteht du das?"

„Oh ja, sehr gut sogar."

„Und? Kannst du mir helfen?" fragt der Hase unsicher.

„Ja. Und nicht nur das. Auch andere werden dich auf deinem Weg unterstützen."

„Wie? Wer noch? Die Eule etwa?"

„Die auch. Wenn du etwas aus vollem Herzen willst, dann werden alle Wesen im Universum dir bei dessen Verwirklichung beistehen. So hat es mir der Eremit beigebracht. Und so habe ich es bei mir selbst erlebt."

„Wirklich?" fragt der Hase mit einer Mischung aus Zweifel und Hoffnung zurück.

„Ganz sicher."

Das Gesicht des Hasen entspannt sich.

„Gut. Was schlägst du vor? Was soll ich jetzt machen?"

„Was weißt du über das Leben? Kennst du zum Beispiel die Freiheit, mit der du über dein Leben bestimmen kannst?"

„Welche Freiheit meinst du?"

„Beispielsweise die Freiheit der Entscheidung, ob du dein Leben lieber spielerisch und leicht, oder lieber mühsam und schwer führen willst."

„Kann ich das denn wirklich entscheiden? Ist das Leben nicht, wie es ist. Wird mein Leben nicht vollkommen von der Welt bestimmt, in der ich lebe?" fragt der Hase skeptisch zurück.

„Nein. Das sieht für dich nur so aus, weil du nichts anderes kennst. Wie jedes Wesen, kannst auch du auswählen, ob du dein Leben eher leicht und spielerisch, oder eher hart und mühsam führen willst. Na, welche Art von Leben ziehst du vor?"

„Was für eine Frage? Wenn ich wirklich wählen kann, dann ziehe ich natürlich das leichte und spielerische Leben vor. Aber diese Wahl habe ich nicht. Die Freiheit für eine Entscheidung besitze ich nicht", erwidert der Hase im Brustton tiefster Überzeugung.

„Weil du so denkst, verläuft dein Leben genau so, wie du es gerade erlebst", entgegnet der kleine Igel unbeirrt.

Irgendetwas an der selbstsicheren Art des kleinen Igels beeindruckt den Hasen. Er kann nicht genau sagen, was es ist. Aber irgendwie lösen die Worte des kleinen Igels ein Gefühl der Zuversicht und der Wärme in ihm aus.

„Meinst du wirklich?" antwortet der Hase rasch.

„Ja, davon bin ich überzeugt. Wenn du ein anderes Leben erleben willst, musst du vor allem mehr vertrauen", entgegnet der kleine Igel geheimnisvoll.

„Mehr vertrauen?"

„Ja, mehr vertrauen. Vertrauen ist das A und O eines leichten und spielerischen Lebens."

Skeptisch fragt der Hase nach:

„Und wie vertraue ich mehr? Wem oder was soll ich mehr vertrauen?"

„Was meinst du, Eule? Mir kommt da eine Idee. Wie wäre es, wenn wir mit dem Hasen den Eremiten besuchen. Mit seiner Unterstützung kann er am schnellsten lernen, wie er dem Leben mehr vertrauen kann", fragt der kleine Igel in Richtung der Eule, deren kritischer Blick ihm nicht entgangen ist.

„Das ist eine gute Idee. Ja, lass uns den Eremiten aufsuchen. Der freut sich sicher, wenn er dich wieder mal sieht."

Der Hase stimmt zögernd zu:

„Wenn ihr meint, dann rennen wir halt zu diesem Einsiedler. Aber bitte nicht so schnell. Ich bin noch immer sehr schwach."

Die Eule fliegt voraus. Die beiden Vierbeiner folgen. Geschickt wählt die Eule eine Route, die sie gefahrlos zur Hütte des Eremiten bringt.

„Hallo geliebter Nachtjäger", begrüßt der Eremit die Eule herzlich, als sie direkt vor ihm ihre scharfen Krallen in die Erde bohrt.

„Hallo Eremit."

„Was treibt dich hierher? Passt du heute nicht auf deinen kleinen Schützling auf? Wie geht es ihm eigentlich?"

„Das kannst du ihn am besten selbst fragen. Er wird gleich hier sein."

Die Freude ist riesengroß, als der Eremit den kleinen Igel in seiner Hand begrüßt. Nach einem kurzen, intensiven Wortwechsel wendet sich der Eremit dem Hasen zu.

„Hallo, lieber Hase. Willkommen in meiner Hütte. Wie der kleine Igel eben erwähnte, möchtest du dein Leben gerne verändern."

„Ja. Ich möchte gerne glücklich und angstfrei leben. Meinst du, ich schaffe das?"

Der Eremit nickt heftig.

„Wenn du es wirklich willst, dann schaffst du es auch. Bist du denn bereit alles für die Veränderung zu tun?"

„Ja, das bin ich", entgegnet der Hase selbstsicher.

Der Eremit lächelt. Er schaut den kleinen Igel erwartungsvoll an.

„Wenn das so ist, dann will ich dir auf die beste Weise helfen, die möglich ist. Was meinst du, kleiner Igel? Sollen wir den Zauberwald wieder entstehen lassen und ihn bitten, dass er den Hasen in seinem Bestreben unterstützt?"

Der Angesprochene springt aufgeregt in die Höhe.

„Oh ja. Im Zauberwald kann er am schnellsten lernen, was es heißt, wenn er dem Leben mehr vertrauen will."

„Gut. Dann zaubere ich hiermit den Zauberwald wieder herbei."

Der Eremit spricht ein paar geheimnisvolle Worte. Als er endet, äußert der kleine Igel einen Wunsch:

„Darf ich den Hasen in den Zauberwald begleiten? Wie du weißt, warten dort viele gute Freunde auf mich."

„Später gerne. Aber nicht gleich. Der erste Besuch soll den Hasen einstimmen. Er darf dort gefahrlos ins Thema reinschnuppern, das er sich vorgenommen hat. Das erste Abenteuer wird dem Hasen ein Gefühl für die Freiheit vermitteln, die mit dem Leben verbunden ist. Ihm wird dabei seine Rolle als Lebewesen ein bisschen klarer werden. Das alles kann ihm der Wichtel am besten vermitteln. Der kann das sehr gut, wie du vielleicht noch aus eigener Erfahrung weißt."

Der kleine Igel nickt anerkennend.

Nach einer kurzen Pause führt der Eremit weiter aus:

„Ich gebe zu, dass ich sehr neugierig bin auf das, was du in der Zwischenzeit alles erlebt hast. Deshalb möchte ich mich gerne jetzt mit dir ein bisschen unterhalten. Ist das in Ordnung für dich?"

„Ja, natürlich. Der Zauberwald läuft mir ja nicht weg, oder?"

„Nein, selbstverständlich nicht."

Der Eremit wendet sich wieder dem Hasen zu:

„Na, wie sieht es aus? Hast du Lust auf deinen ersten Besuch im Zauberwald?"

„Ja. So schlimm wird es ja schon nicht werden", erwidert der Hase hastig. „Zeigst du mir bitte, wie ich dahin komme?"

Der Eremit streckt seinen Arm aus.

„Laufe einfach immer in diese Richtung. Den Rest siehst du dann schon."

Während sich der Eremit, der kleine Igel und die Eule angeregt unterhalten, hoppelt der Hase langsam auf den geheimnisvollen Wald zu.

2

Zaghaft nähert sich der Hase dem sagenumwobenen Zauberwald. Mit jedem Schritt schmilzt sein Mut zusammen. Je weiter er sich von der Hütte des Eremiten entfernt, desto ängstlicher wird er. Im Geist malt er sich immer schrecklichere Dinge aus, die gleich geschehen werden. Die Vorstellungen rauben ihm seine ganze Zuversicht.

Anfangs bildet der Hase sich ein, dass der Waldboden schwankt. Dann meint er, dass die Gräser rechts und links auf ihn zu wachsen. Er spürt förmlich, wie sie ihm die Luft zum Atmen rauben. Am Ende glaubt er große schwarze Hunde zu hören, die mit ihren riesigen Mäulern und langen, spitzen Zähnen auf ihn zustürzen.

Der Hase zittert am ganzen Körper. Er bleibt stehen. Er schließt die Augen. Er möchte schreien. Doch er bringt kein Wort heraus.

„Was ist los? Willst du hier festwachsen? Der Zauberwald hat doch noch gar nicht angefangen", spricht ihn etwas von vorne an.

Einen endlosen Augenblick später öffnet der Hase die Augen. Er muss unwillkürlich lachen. Vor ihm steht ein lustig aussehendes Wesen mit einer winzigen Stupsnase und einer leuchtend roten Zipfelmütze auf dem Kopf. Der fremde Kerl lächelt ihn frech an.

„Na, brauchst du eine besondere Einladung?"

„Äh. Nein. Wer bist du denn?", stammelt der Hase in Richtung der fremden Stimme.

„Ich bin der Wichtel. Ich werde dich in den Zauberwald begleiten. Wir werden viel Spaß zusammen haben, das verspreche ich dir."

„Spaß? Aber lauern dort nicht überall schreckliche Gefahren auf uns?" fragt der Hase ängstlich zurück.

„Wer hat dir denn den Unsinn erzählt? Sei ohne Sorge. In meiner Gegenwart kann dir nichts geschehen."

„Wirklich?"

„Großes Wichtelehrenwort. Komm. Ich beweise dir, dass du mir vertrauen kannst."

„Wie denn?" entgegnet der Hase zögerlich.

„Ich werde dir etwas sehr Schönes zeigen. Siehst du den See da vorne? Dort wartet ein großes Geheimnis auf dich."

„Hm. Ist der Zauberwald wirklich nicht gefährlich?"

„Aber nein. Die Gegend ist völlig harmlos. Oder fällt dir hier irgendetwas Ungewöhnliches auf?"

Der Hase blickt sich aufmerksam um. Nein. Er kann weit und breit nichts Bedrohliches erkennen. Außerdem strahlt der Wichtel eine große Gelassenheit und Lebensfreude aus. Die Angst des Hasen nimmt ab. Langsam läuft er auf den Wichtel zu.

Der Wichtel verneigt sich tief.

„Willkommen im Zauberwald, verehrter Hase. Na, wie fühlst du dich jetzt?"

„Noch nicht so richtig gut. Aber du passt ja auf mich auf, oder?"

„Klar, großer Hasenmeister. Versprochen ist versprochen", erwidert der Wichtel schelmisch.

Das ungleiche Paar setzt sich in Bewegung. Der Hase blickt sich mehrfach um, ob nicht doch von irgendwo her eine heimtückische Gefahr droht. Aber nichts geschieht. Völlig unbehelligt erreichen sie den Waldsee, der sich still vor ihnen ausbreitet.

Langsam umrunden sie das idyllische Gewässer. Frösche hopsen ins Wasser. Libellen schwirren aufgeregt hin und her. Der Wind rauscht friedlich über das sich leicht kräuselnde Nass.

Der Wichtel schaut den Hasen viel versprechend an.

„Na, glaubst du mir jetzt, dass du hier völlig sicher bist?"

„Ja. Hier sieht alles sehr friedlich aus. Was für ein Dummkopf ich doch bin. Wie konnte ich nur vor so viel Frieden eine so schreckliche Angst empfinden?"

„Damit hast du etwas Wichtiges gelernt. Wer von Angst beherrscht ist, der sieht Gefahren und Gespenster, die gar nicht da sind. Wen die Angst im Griff hat, dem macht sie Dinge vor, die es in Wirklichkeit gar nicht gibt."

Der Hase nickt zustimmend. Der Wichtel führt weiter aus:

„Merke dir: Die Angst vor bestimmten Ereignissen ist oft viel schlimmer, als die Ereignisse selbst. Oder hast schon vergessen, wie schlecht du dich noch vor kurzem gefühlt hast?"

Der Hase schüttelt den Kopf.

„Nein, natürlich nicht. Vielen Dank für deinen Rat. Wenn ich mich das nächste Mal wieder vor etwas fürchte, werde ich an dich denken. Aber sag ehrlich. Ist der Zauberwald immer so harmlos, wie ich ihn gerade erlebe?"

„Natürlich nicht. Er ist ein Spiegel unserer Seele. Er lässt uns das erleben, was wir uns am meisten wünschen, beziehungsweise wovor wir uns am stärksten fürchten."

Der Hase zuckt unwillkürlich zusammen.

„Du brauchst dir wirklich keine Sorgen zu machen. Komm. Gleich da vorne befindet sich eine Stelle, von der aus du direkt ins Wasser blicken kannst. Dort ist meine Überraschung versteckt. Die solltest du dir nicht entgehen lassen", erklärt der Wichtel ruhig.

Zögernd tastet sich der Hase bis an den Rand des über den See hängenden Felsenstücks heran. Er wirft einen hastigen Blick in die Tiefe.

„Was soll da sein? Ich sehe nur Wasser."

„Sei doch nicht so ängstlich. Entspanne dich. Der See tut dir schon nichts. Schau dir ruhig und voller Vertrauen die Wasseroberfläche an."

Etwas mutiger starrt der Hase erneut auf die spiegelglatte Fläche. Mit einem Mal verändert sich das Bild unter ihm. Er sieht sich seinem glücklichen Ebenbild gegenüber. Das lacht ihn an und strahlt über das ganze Hasengesicht. Dem Hasen gefällt, was er sieht.

Plötzlich wandelt sich das Geschehen. Sein Abbild spielt nun vergnügt mit anderen Hasen und tollt fröhlich herum. Die Sonne scheint und alle sind glücklich.

„Bin ich das wirklich?" fragt der Hase den Wichtel erstaunt.

„Ja, das bist du mit deinem glücklichen Gesicht."

„Habe ich denn noch andere Gesichter?"

„Oh ja. Noch viele. Schau nur genau hin. Gleich wird sich dir eine andere Seite von dir offenbaren."

Schlagartig ändern sich die Abbildungen im Wasser. Was der Hase jetzt sieht, kommt ihm sehr bekannt vor. Im Spiegel des Sees erkennt er, wie er sich ängstlich unter einem Strauch verkriecht. Er blickt in sein sorgenvolles und unglückliches Spiegelbild.

„Bitte See, das will ich nicht", ruft der Hase laut aus und zieht seinen Kopf zurück.

Nach ein paar Atemzügen beruhigt sich der Hase wieder.

„Kann der See mir alle Szenen aus meinem bisherigen Leben vorführen?"

„Klar kann er das. Stelle dir einfach vor, was du gerne sehen willst, und der See wird dir die entsprechenden Geschehnisse vorspielen."

Nach und nach betrachtet der Hase viele verschiedene Situationen, die er erlebt hat. Anfangs wählt er seine Wunschbilder sehr sorgfältig aus. Mit der Zeit wird er immer dreister. Mutig schaut er sich auch solche Ereignisse an, die er mühsam verdrängt hat.

Nachdem der Hase genug gesehen hat, zieht er seinen Kopf zurück und denkt nach. Plötzlich taucht eine ungewöhnliche Idee in ihm auf.

„Kann der See mir auch Dinge zeigen, die sich noch gar nicht ereignet haben? Kann ich in meine Zukunft sehen?"

„Wenn das dein Wunsch ist, dann wird der See ihn dir auch erfüllen. Stelle dir möglichst genau vor, was du sehen willst und nehme wahr, was der See dazu meint."

Der Hase schaut sich verschiedene Stationen seines zukünftigen Lebens an. Manche Bilder versteht er sofort. Andere enthalten Dinge, mit denen er nichts anfangen kann.

Mehrfach sieht er einen glücklichen älteren Hasen, der liebevoll mit seinen Kindern spielt. Die Vorstellung tut dem Hasen gut. Sie lässt ihn für einen Moment alle seine Sorgen und Ängste vergessen. Dann fällt ihm etwas auf.

„Kann es sein, dass die Bilder sich widersprechen? Eben habe ich mich noch glücklich im Kreis meiner Familie gesehen, und nun trabe ich als einsamer und trauriger alter Hase allein durch den Wald", fragt der Hase den Wichtel erstaunt.

Der Wichtel nickt energisch.

„Das kann nicht nur sein, das ist so."

„Und warum ist das so?"

„Weil deine Zukunft noch nicht bestimmt ist. Sie ist noch offen. Sie ist noch nicht ausgewählt."

Der Hase schaut überrascht auf.

„Wie, noch nicht ausgewählt? Darunter kann ich mir überhaupt nichts vorstellen."

„Das liegt an deinem begrenzten Verständnis der Welt. Wie kann ich es dir nur am besten erklären?"

Der Wichtel denkt kurz nach.

„Vielleicht so. Dein Leben gleicht einem riesengroßen Buch, das bereits jetzt vollkommen fertig geschrieben ist."

Der Hase reißt die Augen auf.

„Ein fertiges Buch? Und alles, was ich noch erleben werde, ist darin bereits aufgeführt? Das kann nicht sein. Das glaube ich nicht."

„Es klingt unglaublich, ich weiß. Aber die Welt ist nicht nur das, was du von ihr wahrnimmst. Sie ist sehr viel vielfältiger und offener. Deshalb erscheint sie dir manchmal widersprüchlich und paradox. So wie jetzt vielleicht."

„Das kannst du laut sagen", stimmt der Hase beifällig zu.

„Weil die Welt sehr magisch ist, enthält das Buch deines Lebens nicht nur die Geschichten, die du bereits erlebt hast und die du tatsächlich erleben wirst. Es beinhaltet darüber hinaus auch noch all die Geschichten, die du überhaupt erleben kannst. In ihm sind bereits jetzt alle Ereignisse und Erfahrungen aufgeführt, die für dich möglich sind."

„Aber das gibt es doch gar nicht."

„Doch, glaube mir. Du wirst tatsächlich nur einen winzigen Bruchteil der Geschichten erleben, die in deinem Buch verzeichnet sind."

„Und in diesem Buch schaut der See nach, wenn er mir meine Zukunft zeigt?" merkt der Hase skeptisch an.

„Genau so ist es. Wenn du einen Wunsch über ein zukünftiges Erlebnis äußerst, dann schaut der See im Buch deines Lebens nach und sucht sich das Kapitel aus, das seiner Meinung nach am besten dazu passt."

„Auch wenn ich das gar nicht erleben werde?"

„Ja. Der See weiß nicht, was tatsächlich geschehen wird. Er erfüllt dir einfach nur deine Wünsche. Je mehr Szenen aus deiner Zukunft du dir anschaust, desto größer werden die Widersprüche zwischen den einzelnen Geschichten sein."

„Dann kann mir niemand die Zukunft offenbaren, die mir tatsächlich widerfahren wird?"

Der Wichtel nickt.

„Ja. Das geht schon deshalb nicht, weil es die eine, die wahre Zukunft gar nicht gibt."

„Und warum gibt es die nicht?"

„Weil über deine Zukunft noch nicht entschieden ist. Erst eine Entscheidung macht aus einer möglichen Geschichte eine reale Geschichte. Das heißt eine Geschichte, die sich in der Welt tatsächlich ereignet."

„Und wer entscheidet, welche von den vielen möglichen Geschichten ich tatsächlich erlebe?"

Der Wichtel lacht auf.

„Na, wer wohl? Du natürlich."

„Ich?"

„Ja, du. Du wählst aus den möglichen Geschichten immer genau die eine aus, die du erlebst. Und zwar genau in dem Augenblick, in dem du diese Geschichte zur Wirklichkeit machst."

„Das kann ich kaum glauben."

„Und doch ist es so. Du selbst entscheidest, wie du lebst und was du erlebst. Und sonst niemand."

„Und wie mache ich das?"

„In dem du lebst. In dem du genau das tust, was du im Moment der Auswahl gerade machst", entgegnet der Wichtel lächelnd.

„Hm."

Der Hase hat genug gesehen. Still verlässt er den See. Der Wichtel folgt ihm. Plötzlich bleibt der Hase abrupt stehen.

„Eine Sache geht mir nicht mehr aus dem Kopf, mein lieber Wichtel."

„Was denn?"

„Du sagst, dass alle meine Geschichten schon geschrieben sind. Wenn das so ist, muss die Menge der Geschichten, in denen ich mitspiele, doch riesengroß sein?"

„Sie ist noch viel, viel größer, als du es dir vorstellen kannst. Du kannst nämlich Geschichten erleben, die du dir nicht einmal in deinen kühnsten Träumen ausmalen kannst."

Der Hase wiegt seinen Kopf hin und her.

„Aber wie kann ich etwas auswählen, was ich gar nicht kenne? Woher weiß ich, welche Geschichten für mich überhaupt möglich sind? Und wer hat mir beigebracht, wie dieses Auswählen funktioniert?"

Der Wichtel lacht erneut auf.

„Na, er wohl? Niemand. Du kannst es einfach. Jeder kann es. Jedes Tier, jede Pflanze und jeder Stein. Könnten sie es nicht, würden sie auch nicht existieren."

„Aber seit wann kann ich das?"

„Seit du gezeugt wurdest. Und die beiden Zellen, aus denen du entstanden bist, die konnten es auch schon."

„Hm. Und warum ist das so?" will der Hase nach einer Weile wissen.

„Das ist eines der großen Geheimnisse unserer Welt. Genau weiß ich es auch nicht. Ich vermute, dass die Fähigkeit zum Auswählen einer Geschichte einen wesentlichen Teil unseres göttlichen Designs ausmacht. Gott schenkt uns allen die Eigenschaft, aus einer Vielzahl von Möglichkeiten ein einziges reales Geschehen auswählen und formen zu können."

Der Hase hört verblüfft zu.

„Und wozu das Ganze?"

„Gott will, dass wir vollkommen frei entscheiden können, was wir erleben wollen. Er will, dass wir eine freie Wahl haben, wie wir leben wollen."

„Aber bin ich denn wirklich frei?" fragt der Hase erstaunt.

„Aber ja. Du besitzt im Rahmen deiner Möglichkeiten als Hase und unter Beachtung einiger Gesetzmäßigkeiten der Welt die Freiheit, genau das Leben führen zu können, das du führen willst. Du darfst und kannst frei entscheiden, wie die Geschichte deines Lebens aussieht."

Der Wichtel macht eine längere Pause. Nach einer Weile fährt er mit seinen Erklärungen fort.

„Begreifst du endlich. Du hast in jedem Augenblick deines Lebens eine Wahl. Du kannst entweder weiter deinen bisherigen Gewohnheiten folgen. Oder du kannst beschließen, in ein ganz anderes Kapitel im Buch deines Lebens zu springen."

„So, wie ich es gemacht habe, als ich entschieden habe, mein Leben zu verändern."

„Genau so. In dem Moment hast du von deiner Freiheit Gebrauch gemacht. Du hast eine andere Geschichte ausgewählt."

Die Worte des Wichtels bleiben nicht ohne Wirkung auf den Hasen.

„So ganz überblicke ich noch nicht, was du sagst. Aber irgendwie spüre ich, dass du etwas Wahres ansprichst.

Mich quält eine Frage: Welche Geschichte bringt mich am schnellsten an mein Ziel? Auf welche Seite meines Buches muss ich springen, damit ich ein leichtes und fröhliches Leben führe?"

Da schüttelt der Wichtel seinen Kopf.

„Das weiß ich nicht. Das solltest du den Eremiten oder den kleinen Igel fragen. Die kennen sich da aus. Ich kann dir helfen, dich selbst und die Welt besser zu verstehen. Ich kann dir klar machen, wie machtvoll und frei du eigentlich bist. Alles andere ist nicht meine Sache."

„Vielen Dank lieber Wichtel. Du hast mir sehr geholfen. Ich dachte bisher immer, dass ich ein kleiner Hase bin, dessen Schicksal in den Händen unbekannter Mächte liegt. Du hast mir gezeigt, dass ich viel mächtiger bin, als ich bisher dachte."

„Du wirst schon noch sehen, dass ich Recht habe. Ich wünsche dir jedenfalls viel Erfolg bei dem, was du vorhast. Mach das Beste aus dir.

Denke immer daran: Du allein bestimmst, was mit dir geschieht. Wenn dir eine Geschichte in deinem Leben nicht gefällt, dann wähle doch einfach eine bessere aus. So mache ich das auch. Und bei mir funktioniert das wunderbar."

„Ja, das glaube ich gerne. Du bist ja auch ein Wesen aus dem Zauberwald."

„Glaubst du wirklich, dass wir so unterschiedlich sind? Komm, ich bringe dich zurück zur Hütte des Eremiten. Es wird langsam dunkel. Morgen ist auch noch ein Tag. Lass uns beim Laufen ein bisschen spielen. Fang mich, wenn du kannst", ruft der Wichtel dem Hasen zu und rennt davon.

Der Hase hechelt angestrengt hinter her. Kurz vor Einbruch der Dunkelheit erreichen die beiden Zauberwaldbesucher erschöpft, aber glücklich, die Hütte des Einsiedlers.

3

Nach seinem ersten Abenteuer im Zauberwald durchlebt der Hase eine unruhige Nacht. Viele Dinge gehen ihm durch den Kopf. Am nächsten Morgen steht er früh auf. Er kann es kaum erwarten, bis er sich mit dem Eremiten und dem kleinen Igel über sein Erlebnis mit dem See unterhalten kann. Bald entwickelt sich ein lebhaftes Gespräch vor der Hütte des Eremiten.

„Und ihr wollt mir wirklich weismachen, dass der See die Wahrheit sagt. Ich erlebe im Leben immer genau das, was ich erleben will."

Der Eremit und der kleine Igel nicken heftig.

„Weiterhin behauptet ihr, dass die Geschichte, die ich erlebe, meine eigene Geschichte ist. Sie wird so, wie ich sie erlebe, durch mich und für mich geschrieben."

Wieder nicken die beiden Zuhörer bejahend.

„Und schließlich seid ihr überzeugt davon, dass die Welt, die ich erlebe, sich ändert, wenn ich mich ändere."

Auch hier stimmen der Eremit und der kleine Igel zu.

„Tut mir leid. Aber das bezweifle ich", widerspricht der Hase energisch.

„Und wieso zweifelst du daran?" fragt der kleine Igel interessiert nach.

„Weil ich von all dem überhaupt nichts merke. Ich habe nicht das Gefühl, dass ich meine Lebensgeschichte selbst auswähle. Ganz im Gegenteil. Ich erlebe viel mehr, dass mein Schicksal von anderen Wesen und höheren Mächten bestimmt wird. Sie werfen mich dauernd hin und her. Nicht ich wähle aus, was geschieht, sondern die Welt spielt mit mir", entgegnet der Hase aufgebracht.

„Du nimmst das Spiel des Lebens wie jemand wahr, der seine wahren Hintergründe nicht sieht", führt der Eremit ruhig aus.

„Du irrst. Ich kann gar nicht auswählen, was mit mir geschieht."

„Und warum nicht?"

„Weil in der Geschichte meines Lebens nicht nur ich, sondern noch viele andere Wesen und Dinge vorkommen. Ihr zum Beispiel und das Gras da. Und auf das Grünzeug habe ich keinen Einfluss. Wie und wo es wächst, ist nicht meine Sache. Es lebt nicht, weil ich es so will oder weil ich es so wähle. Die anderen Wesen und Dinge existieren völlig unabhängig von mir. Deshalb können sie sich auch nicht ändern, wenn ich mich ändere", erklärt der Hase überzeugt.

„Was meinst du, kleiner Igel? Hier kann ein weiterer Besuch im Zauberwald wahre Wunder bewirken?"

Der kleine Igel lächelt zustimmend.

„Okay Hase. Hast du Lust auf ein weiteres Abenteuer?"

„So eines, wie gestern?"

„Ja, so ähnlich."

„Wird der Wichtel mich wieder begleiten und auf mich aufpassen?" fragt der Hase besorgt nach.

„Nein. Der kleine Igel wird dir heute Gesellschaft leisten."

Der Hase schreckt ängstlich auf.

„Der kleine Igel? Kann er mich denn genau so gut vor den Gefahren des Zauberwalds beschützen wie der Wichtel?"

„Natürlich kann er das", beschwichtigt der Eremit seinen misstrauischen Gast. „Der kleine Igel kennt seine Geheimnisse sehr gut."

„Da bin ich ja beruhigt. Wo soll es diesmal hingehen? Wieder zum See?"

„Nein", antwortet der kleine Igel. „Heute wirst du etwas sehr Verrücktes erleben. Komm, folge mir."

Der kleine Igel läuft in Richtung des Zauberwalds davon. Eilig hoppelt der Hase hinterher. Ihm fällt bald auf, dass der Zauberwald heute sehr fröhlich gestimmt ist. Die Pflanzen strahlen extrem farbenfroh. Sie kleiden sich in vielfältige Formen und Farben. Außerdem tanzen sie beschwingt mit dem Wind hin und her. Verwundert bemerkt der Hase, wie einige Pflanzen ihm zuwinken. Ohne Zweifel grüßen sie ihn und laden ihn zum Spielen ein.

„Hallo Hase. Hallo kleiner Igel. Wir freuen uns riesig, dass ihr uns besuchen kommt. Wir haben euch schon erwartet. Kommt, spielt mit uns."

„Hallo, liebe Pflanzen. Schön, dass ihr so gut drauf seid. Wir können leider nicht bleiben. Mein Freund, der Hase, will einige interessante Erfahrungen machen", ruft der kleine Igel begeistert ins weite Rund.

„Schade. Hase, was schaust du so missmutig drein? Heute ist doch ein wunderschöner Tag. Da ist kein

Platz für Traurigkeit", säuseln die Pflanzen dem Hasen zu.

„Ihr habt gut reden. Ihr führt ja auch ein einfaches Leben. Ihr lasst euch von der Sonne beschenken und braucht nichts für euer Glück zu tun."

„Schmeiß doch einfach deine Sorgen weg und freu dich mit uns."

„Wenn das so leicht wäre, hätte ich es schon längst gemacht", erwidert der Hase bitter.

„Wenn du so denkst, dann können wir dir auch nicht helfen. Wir wünschen dir trotzdem viel Spaß im Zauberwald. Schau, kleiner Igel, da vorne kommt deine Freundin, die Elfenkönigin", rufen die Pflanzen dem kleinen Igel zu.

Der springt überrascht auf, als er die geliebte Gestalt in der Ferne auftauchen sieht. Sofort fühlt er eine tiefe innere Freude in sich. Voller Liebe wartet er auf die Ankunft des Wesens, dem er soviel zu verdanken hat.

Schon von weitem winkt die Elfenkönigin den beiden Abenteurern zu. Sie sieht noch genau so aus, wie der kleine Igel sie in seiner Erinnerung bewahrt hat.

„Ach, wie freue ich mich liebe Freunde zu treffen. Willkommen im Zauberwald, geliebter kleiner Kerl. Auch du sollst mir willkommen sein, trauriger Hase."

Der Hase fragt erstaunt nach:

„Aber woher weißt du..."

„...dass Angst und Sorgen dich voll im Griff haben?" beendet die Elfe den Satz. „Das spüre ich überdeutlich. Na, kleiner Igel, erzählst du mir, was du seit unserer letzten Begegnung alles erlebt hast?"

„Ja klar. Nichts lieber als das", entgegnet der Angesprochene strahlend.

In kurzen Worten klärt er die Elfenkönigin auf. Diese schaut ihn einige Male bewundernd an.

„Du bist wirklich ein ganz erstaunlicher kleiner Kerl. Aber jetzt wollen wir uns um deinen Freund kümmern. Schauen wir mal, was wir da machen können. Komm kritischer Hase, ich will dir etwas zeigen."

Die drei ungleichen Wesen laufen tiefer in den Zauberwald hinein. Alles um sie herum strahlt voller Lebensfreude und scherzt und lacht. Nur der Hase schaut nach wie vor ziemlich missmutig drein. Bald erreichen sie eine große Lichtung, die eine nahezu kreisförmige Ausdehnung aufweist.

„He, was ist das denn für ein komischer Platz?" ruft der Hase überrascht aus.

In der Mitte der Lichtung steht ein altes Holzkarussell. Auf ihm sind verschiedene Tierfiguren und Abbildungen von Pflanzen und Gegenständen aufgestellt.

Die Lichtung wird von unterschiedlichen Landschaftsformen eingerahmt. Auf der gegenüberliegenden Seite liegt ein großer See. Links vom See breitet sich eine herrliche Wiese aus. An diese schließt sich der Wald an, aus dem die drei ungleichen Wesen kommen. Links von ihnen geht der Wald in einen dichten Urwald über. An den Urwald schließt sich ein kleines Gebirge an. An dessen Felsen rauschen die Wellen des Sees heran.

Gemeinsam laufen die Elfe, der Hase und der kleine Igel in die Mitte der Lichtung. Bald stehen sie vor dem wunderschön verzierten Karussell.

„So, liebe Freunde. Das ist ein ganz besonderes Gefährt. Seht ihr seine verschiedenen Figuren und Abbildungen?" will die Elfe von den beiden Besuchern wissen.

Der Hase und der kleine Igel nicken.

„Mit dem Karussell hat es eine besondere Bewandtnis auf sich. Wer auf einer seiner Figuren sitzt, der sieht die Welt mit den Augen des Tieres, der Pflanze oder des Gegenstands, auf dem er sich niedergelassen hat. Nehmt ihr beispielsweise auf der Figur Platz, die einen Hasen darstellt, so seht ihr die Lichtung, wie ein Hase sie sieht. Setzt ihr euch hingegen auf die Form des Steines, dann seht ihr alles aus dem Blickwinkel eines Steines. Alles klar soweit?"

„Alles klar", bestätigt der Hase erwartungsvoll.

„Okay. Dann klettert jetzt bitte auf die Figur, die ihr selbst seid. Du Hase springst zum Hasen, und du kleiner Igel nimmst auf dem Igel Platz. Wenn ihr soweit seid, setze ich das Karussell in Fahrt."

Die beiden Abenteurer rennen in das Spielgefährt und winken der Elfe zu. Das Karussell beginnt sich langsam zu drehen. Vor den Augen der Freunde taucht zuerst der See auf, der von der Wiese abgelöst wird und so weiter. Nach ungefähr zehn Umdrehungen hält die Elfe das Holzgefährt wieder an.

„Na, wie war's?"

„Langweilig. Alles ist so wie immer. Kannst du das Ding nicht ein bisschen schneller laufen lassen?" merkt der Hase frech an.

„Das könnte ich natürlich tun. Aber ich schlage euch etwas anderes vor. Tauscht bitte eure Plätze. So erfahrt ihr, wie die Welt aus der Sicht des jeweils anderen aussieht. Okay?"

„So machen wir es", lächelt der Igel verschmitzt. Er ahnt, was auf ihn zukommt.

Das Karussell beginnt sich erneut zu drehen. Viele laute ‚Ah' und ‚Oh' aus beiden Mäulern begleiten die Fahrt. Als das Gefährt stehen bleibt, schaut der Hase die Elfe fassungslos an.

„Na, was starrst du mich so an, lieber Hase? War es dir nicht schnell genug?" will die Elfe vom Hasen wissen, der langsam seine Fassung wieder gewinnt.

„So also sieht ein Igel die Welt. Das hätte ich nicht gedacht. Für ihn sieht ja alles ganz anders aus, als für mich", erwidert der Hase, ohne auf die Frage der Elfe einzugehen.

„Kannst du mir bitte genauer beschreiben, was du gesehen hast?"

„Ich fürchte, das schaffe ich nicht. Die Bilder waren so ungewohnt und seltsam für mich, dass ich sie nicht in Worte fassen kann."

„Das wundert mich nicht. Wichtig ist, dass du es einmal erlebt hast und für immer in deinem Herzen bewahrst. Na, seid ihr mutig? Wollt ihr die Welt noch aus der Perspektive eines anderen Gegenstands sehen?"

„Klar", ruft der kleine Igel laut aus. „Wenn es auch sehr verwirrend ist, so macht es doch viel Spaß."

„Gut, dann setzt euch bitte auf den Gegenstand, den ihr besonders gern habt."

Gesagt, getan. Der kleine Igel erklimmt einen Stein, während der Hase auf einem Teil Platz nimmt, welches Wasser symbolisiert. Wieder dreht sich das Karussell. Diesmal bleibt alles gespenstisch still. Außer den knarzenden Geräuschen des sich drehenden Holzes ist kein weiterer Laut zu hören. Als das Gefährt zur Ruhe kommt, stiert der Hase gebannt vor sich hin. Als die Elfe ihre Hand beruhigend auf seine Stirn legt, kommt er wieder langsam zu sich.

„A...b..e.r. Das...gibt...es...nicht. Das kann nicht sein", stammelt der Hase immer wieder vor sich hin.

„Was kann nicht sein?" fragt die Elfe nach.

„Dass das Wasser die Welt so sieht. Das hat ja überhaupt nichts mit dem zu tun, wie ich sie sehe. Das ist ja eine ganz andere Welt. Da gibt es ja überhaupt nichts, was wie Formen oder Dinge aussieht. Alles geht fließend ineinander über. So etwas Verrücktes habe ich noch nie gesehen. Aber toll war's. Kann ich noch ein paar Runden drehen?"

„Wenn du willst. Du willst doch sicher auch noch einmal mitfahren, nicht wahr, kleiner Igel?"

Der Angesprochene nickt begeistert. Die beiden Freunde probieren noch einige weitere Möglichkeiten aus. Als der Hase sichtbar erschöpft aussieht, stellt die Elfe das Fahren ein.

„So, jetzt ist Schluss. Ihr habt euch für heute genug benebelt. Nicht, dass ihr mir noch einen bleibenden Schaden davon trägt", gebietet die Elfe streng.

Der Hase und der kleine Igel gehorchen. Gemeinsam machen sie sich auf den Weg zum Lager der Elfen. Nachdem der Hase sich ein bisschen erholt hat, löchert er seinen Weggefährten mit Fragen.

„Was bedeutet das alles? Verstehst du das?"

„Ja, ich denke schon. Das Karussells zeigt uns eindrucksvoll, dass nichts wirklich so ist, wie es scheint. Die Dinge sind nicht so, wie wir sie wahrnehmen. Deshalb gibt es auch keinen Blick auf die Welt, der für alle Wesen und Dinge in gleicher Weise gültig ist. Alles sieht die Welt anders. Jeder und Jedes erlebt seine eigene Welt."

„Wie seine eigene Welt?"

„Jeder nimmt die Welt aus einer bestimmten Perspektive heraus wahr. Ändert er diese, ändert sich auch die Welt für ihn. Wie das Karussell eindrucksvoll zeigt, gibt es unzählige Blickwinkel dafür, wie du die Welt erleben kannst."

„Aber existiert nicht so etwas, wie ein Stein an sich. Hat ein Stein nicht ein Wesen, das ihn eigentlich ausmacht?"

„Nein. Genau das ist nicht der Fall. Nichts existiert rein aus sich selbst heraus. Alles ist voneinander abhängig. Alles ist aufeinander bezogen."

„Das verstehe ich nicht."

Der kleine Igel nickt verständnisvoll.

„Das glaube ich gerne. Schau, wenn du einen Stein betrachtest, dann redest du sozusagen mit dem Stein. Du führst ein Gespräch mit ihm. In gewisser Weise bittest du den Stein, dir sein Äußeres zu zeigen. Auf diese Bitte antwortet der Stein mit bestimmten

Informationen über sich. Aus diesen Informationen baut deine Vorstellung dann ein Bild von ihm auf."

„Und warum nimmt jedes Wesen den Stein anders wahr?"

„Weil kein Wesen das gleiche Gespräch mit ihm führt. Auch du redest nicht zweimal auf genau dieselbe Weise mit ihm. Jedes Gespräch ist einzigartig. Jedes Gespräch ist Ausdruck einer einmaligen Beziehung, die nur in diesem Moment zwischen euch beiden besteht."

„Und wieso bin ich mir dieser Beziehung so wenig bewusst?"

„Weil du viel zu sehr auf dich selbst fixiert bist. Und weil ein Großteil des Gesprächs sich auf geistiger Ebene abspielt. Ihr kommuniziert über etwas miteinander, das der Eremit Energiefelder nennt. Diese Felder verursachen und verbinden alles, was ist. Dich mit dem Stein. Euch beide mit mir. Und uns alle zusammen mit dem Rest der Welt."

„Hm", erwidert der Hase zögernd.

„Es geht sogar noch weiter. Eigentlich wird der Stein durch die Gespräche, die er mit sich selbst, mit dir und mit all den anderen Teilen in der Welt führt, erst zu dem, was er ist."

„Und wie soll das gehen?"

„Das ist nur sehr schwer zu verstehen. Ich sehe es so. Die Energiefelder, von denen der Eremit spricht, überlagern sich miteinander. Sie schaffen dadurch Energiepotenziale, die in der Welt über ihre gegenseitigen Wechselwirkungen als Energieschwingungen oder fließende Energie zur Wirkung kommen."

„Das ist in der Tat sehr unverständlich", merkt der Hase ehrlich an.

„Merke dir einfach nur, dass alles in der Welt sich gegenseitig zur Existenz verhilft."

„Bedeutet das, dass der Stein nicht unabhängig von mir und allem anderen existiert?"

„Genau so ist es. Du trägst mit dazu bei, dass es den Stein überhaupt gibt", entgegnet der kleine Igel ruhig.

„Das ist alles nur sehr schwer einzusehen", erwidert der Hase skeptisch.

„Ich gebe dir einen guten Rat. Versuche am besten gar nicht, die Welt mit dem Verstand zu begreifen. Vertraue einfach. Vertrauen öffnet das Herz. Das Herz kennt die Wahrheit. Es spürt intuitiv, dass und wie du mit allem verbunden bist. Nimm die Welt mit dem Herzen wahr. Nur so kannst du sie verstehen."

Der Hase schüttelt mit dem Kopf.

„Und wenn mir mein Herz nichts sagt?"

Da greift die Elfe in das Gespräch ein.

„Lass dir Zeit. Quäle dich nicht. Je mehr du dich zwingst, desto weniger wirst du etwas erreichen."

„Hm", brummelt der Hase nachdenklich.

„Der kleine Igel hat Recht. Über dein Herz wirst du erfahren, dass die Welt mehr ist als das, was du wahrnimmst. Dein Vertrauen wird dich lehren, dass die Welt sehr viel vielfältiger ist, als du es dir im Augenblick vorstellen kannst."

„Aber warum ist es überhaupt wichtig, dass ich die Welt richtig begreife?"

„Weil dein Verständnis der Welt einen direkten Einfluss auf das hat, was du in der Welt erlebst. Dein

Verständnis beeinflusst deine bewussten, und vor allem deine unbewussten Gedanken und Gefühle. Diese prägen deine Wirklichkeit. Sie formen sie nach deinem Willen und deinen Vorstellungen."

Der Hase blickt überrascht auf.

„Willst du behaupten, dass ich nur deshalb so viel Pech habe, weil ich die Welt auf eine begrenzte Weise verstehe?"

„Genau so ist es. Du bist überzeugt davon, dass du nur einen geringen Einfluss ausüben kannst auf das, was geschieht. Deshalb erlebst du eine sehr schicksalhafte Welt. Deshalb musst du so viel leiden."

„Und was ändert sich, wenn ich anders über die Welt denke?"

„Wenn dein Denken, Fühlen und Handeln von einem Weltverständnis geprägt ist, das vertrauensvoll davon ausgeht, dass du alles selbst beeinflussen kannst, dann hast du eine Wahl."

Der Hase blickt neugierig auf.

„Kann ich dann zum Beispiel eine ganz andere Geschichte für mich auswählen, wie mir der See gezeigt hat?

„Genau, das kannst du dann."

Der Hase überlegt kurz.

„Kannst du mir sagen, wie der Weg aussieht, der für mich richtig ist?"

„Nein. Das kannst du nur selbst herausfinden. Ich kann dir dabei helfen. Aber auswählen und entscheiden musst du selbst. Diese Entscheidung ist Teil deiner göttlichen Freiheit. Nutze sie weise."

„Und warum kann ich mich nicht für denselben Weg entscheiden, den du für dich, oder den der kleine Igel für sich ausgewählt hat?"

„Weil das, was für mich gut und richtig ist, für dich ganz falsch sein kann. Es gibt nicht den einen Weg, der für alle Wesen in gleicher Weise gültig ist. Es gibt keine Rezepte, die allen gleich gut schmecken. Misstraue denen, die behaupten, sie hätten etwas gefunden, das für alle gleich gut funktioniert. Finde und gehe deinen eigenen Weg."

Die Worte der Elfe geben dem Hasen zu denken.

„Und was geschieht, wenn ich den leichten Weg gehe?" murmelt er nach einer längeren Pause vor sich hin.

Die Elfe entgegnet lächelnd:

„Dann wird sich dein Blick auf das Geschehen in der Welt fundamental ändern. Ein Gewitter, das dir jetzt noch eine furchtbare Angst einflößt, kann dir dann nichts mehr anhaben. Du weißt nämlich, dass alles gut ist, so wie es ist, und dass es dir nicht wirklich schaden will."

Der Hase wendet seinen Kopf zweifelnd hin und her. Das Gespräch nimmt ihn ziemlich mit.

Da gibt ihm die Elfe einen Schubs.

„Komm. Für heute hast du dich genug angestrengt. Lass uns feiern und lustig sein. Schau, da vorne warten die Elfen auf uns. Ich lade euch herzlich ein unsere Gäste zu sein."

Liebevoll werden sie im Kreis der Elfen aufgenommen. Tanzend und singend verbringen sie den Rest des Tages.

4

Während der kleine Igel ausgelassen mit den Elfen feiert, fällt es dem Hasen schwer sich zu amüsieren. Die Ereignisse des Tages lassen ihm keine Ruhe. Er sondert sich früh von der Gesellschaft ab. Im Stillen denkt er noch einmal über alles nach. Irgendwann übermannt ihn die Müdigkeit. Als er aufwacht, ist die Sonne bereits aufgegangen. Die Elfen stehen in kleinen Gruppen beisammen und freuen sich über den wunderschönen Tag.

„Guten Morgen, lieber Hase. Na, wie fühlst du dich heute?" begrüßt ihn die Elfenkönigin, als sie bemerkt, dass der Hase wieder munter ist.

„Ganz gut. Ich begreife aber immer noch nicht so richtig, was gestern alles mit mir geschehen ist."

„Überfordere dich nicht. Das ist ganz in Ordnung so."

„Eine Frage beschäftigt mich mehr als alle anderen."

„So, welche?"

„Wie wird mein Leben sich ändern, wenn ich vertraue und den leichten Weg gehe."

Die Elfe lächelt und antwortet:

„Sehr viel, wenn du es radikal machst und wirklich konsequent dranbleibst."

„Ist das wirklich wichtig?" fragt der Hase neugierig nach.

„Nur wenn du dein Denken, Fühlen und Handeln radikal neu ausrichtest und es konsequent an einem neuen Weltverständnis ausrichtest, kann dein Leben sich dramatisch wandeln. Wenn es beim Schönwetterdenken bleibt und du immer dann, wenn es ernst wird, wieder in deine alten Muster zurück fällst, dann wird alles so bleiben, wie es ist. Der leichte Weg funktioniert nur, wenn du ihn auch überzeugt lebst."

„Und was gewinne ich dabei?"

Statt einer Antwort drückt die Elfe den Hasen fest an ihr Herz. Mit einem Mal spürt er eine unermessliche Liebe für sich und die Welt. Er fühlt plötzlich, wie großartig das Leben eigentlich ist. All seine Ängste und Sorgen verwandeln sich in ein tiefes Gefühl der Wärme und Geborgenheit. Mit einmal weiß der Hase, wie sehr es sich lohnt den leichten Weg einzuschlagen. Er schluchzt mehrfach laut auf und beginnt zu weinen.

„Danke", stammelt er immer wieder.

Nach einer Weile lässt die Elfe den Hasen wieder los. Sie macht dem Hasen ein interessantes Angebot.

„Wozu befinden wir uns hier in einem Zauberwald? Hier kannst du spielerisch am eigenen Leib erfahren, wohin ein einseitiges Verständnis der Welt führt. Hast du Lust einmal zu erleben, wie eine Welt des Mangels und wie, im Gegensatz dazu, eine Welt der Fülle aussieht?"

„Ja, gerne", erwidert der Hase mutig.

„Gut. Es gibt hier im Zauberwald ein Gebiet, das wir Elfen die Hölle und das Paradies nennen. Dorthin wird dich der kleine Igel nachher führen."

„Kommst du denn nicht mit?" will der Hase von der Elfenkönigin wissen.

„Nein. Meine starke Persönlichkeit würde dein Abenteuer zu sehr dominieren."

Nach einem ausführlichen Morgenmahl verlassen der Hase und der kleine Igel das Elfenvolk. Ausgelassen verabschieden sie sich von ihren Gastgebern.

„Komm, Hase. Lass uns ein bisschen spielen. Es wird eine Weile dauern, bis wir da sind", regt der kleine Igel an.

„Gerne. Das lenkt mich ab. Ich habe nämlich ein mulmiges Gefühl im Magen. Hast du eine Ahnung, was uns gleich erwartet?"

„Nein. Ich war auch noch nie da."

Die beiden Freunde ziehen spielend durch den Zauberwald. Zuerst merken sie gar nicht, wie die Gegend um sie herum immer öder und feindseliger wird. Dann bleibt der Hase plötzlich stehen.

„He, kleiner Igel, müssen wir hier lang gehen? Schau dich mal um. Alle Pflanzen sehen auf einmal so mickrig und blass aus. Außerdem ist es ganz schön kalt hier."

„Ja, der dichter werdende Nebel raubt der Sonne ihre ganze Kraft."

Sie laufen langsam weiter. Wenig später spricht der Hase erneut den kleinen Igel an:

„Fällt dir auf, wie totenstill es auf einmal ist? Das Gebiet hier gefällt mir überhaupt nicht."

Wortlos geht der kleine Igel weiter. Die Landschaft wird immer düsterer und bedrohlicher. Ganz in der Nähe kämpfen zwei Tiere leidenschaftlich um eine wehrlose Beute. Beide bluten stark. Trotzdem gehen sie immer wieder voller Hass auf einander los. Jeder nutzt die Schwäche des Gegners gnadenlos aus.

Keiner gibt auf. Da sie annähernd gleich stark sind, fügen sie sich gegenseitig immer tiefere Wunden zu.

Angewidert macht der kleine Igel einen großen Bogen um die beiden Kämpfer. Der Hase folgt mürrisch in einigem Abstand. Überall liegen Tierskelette herum. Eine frostige Kälte überzieht Steine und Pflanzen. Der Nebel ist jetzt so dicht, dass die beiden Besucher keine zehn Schritte weit mehr sehen können.

Im Hasen geht eine tief greifende Wandlung vor sich. Seine Stimmung verschlechtert sich mit jedem Schritt. Eine innere Kälte ergreift immer mehr Besitz von ihm. Seine Bösartigkeit und Aggressivität steigen dramatisch an.

„Was hat dieser kleine Besserwisser eigentlich vor? Warum wählt er gerade diesen Weg? Wahrscheinlich will er mich nur in eine Falle locken und dann fertig machen", murmelt der Hase leise vor sich hin.

Die düsteren Gedanken werden immer intensiver.

„Dem werde ich es zeigen. Sobald er einmal nicht aufpasst, brate ich ihm eins über und mache ihn kalt. Dann kriegt er endlich, was er verdient, dieser hochnäsige und arrogante Wichtigtuer. Wird höchste Zeit, dass ich ihm zeige, wer hier das Sagen hat", macht sich der Hase Mut.

Als der kleine Igel stehen bleibt, um etwas am Boden genauer zu untersuchen, greift ihn der Hase heimtückisch von hinten an. Aber der kleine Igel hat den Angriff erwartet. Er beugt sich leicht zur Seite und wirft den Hasen mit seinem eigenen Schwung zu Boden. Als dieser aufspringen will, schaut ihm der kleine Igel fest in die Augen. Dem Hasen versagen die Kräfte. Gelähmt klebt er am Boden fest. Kraftlos ruft er nach Hilfe. Aber niemand eilt herbei, um ihn aus seiner misslichen Lage zu befreien.

Eine gespenstische Stille beherrscht die Szene. Dann wechselt der kleine Igel den Blick. Voller Liebe schaut jetzt den am Boden liegenden Freund an.

„Ist dir klar, was hier vor sich geht?"

Hasserfüllt blickt der Hase zum kleinen Igel auf. Verneinend bewegt er seinen Kopf hin und her.

„Merkst du nicht, welche Gefühle dich in ihrer Gewalt haben? Spürst du nicht, wie kalt dein Herz auf einmal ist? Fällt dir nicht auf, wie bösartig deine Gedanken geworden sind?"

Der Hase verharrt regungslos am Boden. Die Worte des kleinen Igels sausen wild durch seinen Kopf und durch sein Herz. Die Minuten verrinnen. Mit einem Mal versteht der Hase, was der kleine Igel meint. Sofort kehren seine Kräfte zurück. Mühsam rappelt er sich auf.

„Was ist nur los mit mir?" stammelt er mit gepresster Stimme.

„Alles geht von dieser trostlosen und gewalttätigen Gegend hier aus. In ihr liegt die Ursache für die Veränderungen in dir. Ist dir das klar?"

Der Hase blickt irritiert auf.

„Aber wie kann das passieren? Wo bin ich hier?"

„Das hier ist die Hölle, von der die Elfenkönigin sprach. Diese Zone im Zauberwald wird vollkommen von einem Verständnis des Mangels dominiert. Alles, was hier existiert, ist von der Vorstellung bestimmt, dass es nicht genug von allem gibt. Die Steine genau so, wie die Pflanzen und Tiere. Sie alle glauben, dass sie nicht genug Licht, nicht genug Wasser, nicht genug Nahrung, nicht genug Wärme, nicht genug Glück, nicht genug Wohlbefinden und vor allem nicht genug Liebe bekommen können."

„Und das führt dazu, dass die ganze Gegend von Trostlosigkeit, Misstrauen, Kälte, Habgier und Neid bestimmt wird?" fragt der Hase zögerlich zurück.

„Der Glaube an den Mangel ist wie ein Bazillus, der alle und alles befällt. Wie gravierend er wirkt, hast du bei dir selbst gespürt."

Der Hase nickt stumm. Ihn schaudert. Der kleine Igel erklärt weiter:

„In dem Moment, wo du vom Gedanken bestimmt bist, dass alles begrenzt ist, willst du das, was es gibt, anderen wegnehmen, um es selbst zu besitzen. Du willst ja schließlich überleben. Jedes Wesen wird zu einem Wettbewerber, das dir das Stück vom Kuchen streitig macht, das du selbst gerne hättest. Keiner hilft mehr dem anderen. Wohin das alles führt, hast du eben selbst erlebt."

Der Hase denkt kurz nach.

„Ich denke, ich habe begriffen, was ihr mir klarmachen wolltet. Diese Gegend ist nichts für mich."

Der kleine Igel schaut erfreut auf.

„Du hast eben etwas ganz Wichtiges gelernt. Du hast gesehen, was dir blüht, wenn du ein Weltverständnis pflegst, das von der Vorstellung des Mangels bestimmt ist. Wenn nicht genügend Liebe in dir wohnt, dann gedeihen Gefühle der Schuld, des Versagens, der Minderwertigkeit, der Scham und der Wertlosigkeit besonders prächtig in dir."

„Und du glaubst wirklich, dass ich eine Wahl habe? Ich kann frei wählen, ob ich in einer Welt des Mangels oder in einer Welt der Liebe leben will."

„Natürlich hast du eine Wahl. Der See hat dir doch gezeigt, dass du die Geschichten frei auswählen kannst, die du erleben willst."

„Aber..."

„Kein Aber. Deine Welt war deshalb so voller Angst und Sorgen, weil du mit Vorliebe solche Geschichten ausgewählt hast, die vom Bewusstsein des Mangels bestimmt waren. Du kannst dich aber jederzeit für eine Welt entscheiden, die von einem anderen Grundsatz bestimmt ist. Komm, wenn du willst, zeige ich dir, wie es dort aussieht."

Der Hase hebt seine Pfote.

„Halt. Dass das hier im Zauberwald funktioniert, glaube ich dir gerne. Aber in der richtigen Welt, da geht es nicht so einfach. Oder willst du mir weismachen, dass die Welt sich ändert, wenn ich mich für eine andere Geschichte entscheide?"

„Genau das will ich. Zuerst ändert sich deine Sichtweise auf die Welt. Und dann ändert sich zunehmend auch die Welt selbst für dich."

Der Hase schüttelt den Kopf.

„Nein, das glaube ich dir nicht."

„Ob du es glaubst, oder nicht, es ist so. Die Welt ändert sich, weil sie magisch ist. Der Grund für ihre Magie liegt in dem Effekt ihrer inneren Resonanz."

„Resonanz? Was ist das?"

„Resonanz ist der Gleichklang, den die Welt herstellt zwischen dem, was etwas im Inneren ist, und dem, was es außerhalb von sich in der Welt erlebt.

Eine geheimnisvolle Kraft in der Welt sorgt ständig dafür, dass das, was ein Wesen im Inneren ist, und das, was es im Äußeren erlebt, in Harmonie zueinander sind."

„Du verkohlst mich, gib es zu."

„Ich konnte es früher auch nicht glauben. Aber jetzt erlebe ich es am eigenen Leib jeden Tag. Es ist unglaublich. Ändere ich mich, ändert sich auch die Welt um mich herum. Nicht alles in gleicher Weise. Und auch nicht alles gleich schnell. Die Verhältnisse, die mir näher liegen, ändern sich schneller und spürbarer, als die Verhältnisse, die sich weiter entfernt von mir abspielen. Aber alles verschiebt sich, weil alles miteinander zusammenhängt. Das eine mehr, das andere weniger."

„Meinst du wirklich?" entgegnet der Hase ungläubig.

„Du hast es doch beim Karussell selbst erlebt. Nichts existiert wirklich fest. Alles ist miteinander verbunden. Weil das so ist, kann Resonanz dafür sorgen, dass Gleiches einander anzieht. Sei nicht dumm. Was kannst du schon verlieren. Probiere es doch einfach aus. Wenn es nicht stimmt, kann es auch nicht viel schlimmer kommen. Wenn ich aber Recht habe, dann hast du viel gewonnen."

Der Hase kommt ins Grübeln.

„Und was muss ich deiner Meinung nach jetzt tun?"

„Vertrauen. Vertrauen ist das A und O deiner Veränderung. Höre auf dein Herz. Es weist dir den richtigen Weg. Komm, die Welt der Fülle wartet auf uns", ruft der kleine Igel und läuft davon.

Zögerlich rennt der Hase hinterher. Bereits nach wenigen Schritten beginnt die Landschaft sich zu wandeln. Die Sonne scheint wieder stärker. Mit der Sonne kehren Licht, Wärme und Lebendigkeit in die Welt zurück. Bald sind sie von einem Meer herrlich duftender Sträucher und Pflanzen umgeben. Auch die Vögel zwitschern wieder fröhlich in den Bäumen und Sträuchern.

Es dauert nicht lange, da tauchen die beiden Freunde in einen höchst lebendigen Urwald ein. Mit jedem Schritt verbessert sich die Laune des Hasen. Vergnügt beobachtet er das bunte Treiben um sich herum. Er fühlt sich auf einmal richtig wohl in seiner Haut. Ein herrliches Glücksgefühl überkommt ihn. Eine riesige Zuversicht breitet sich in ihm aus.

„He, kleiner Igel. Hier bleiben wir. Hier gefällt es mir", ruft der Hase beschwingt dem kleinen Igel zu.

„Nimmst du die gewaltige Lebensenergie wahr, die hier pulsiert? Fühlst du die unbändige Kraft, die alles beseelt, was hier lebt und ist?"

Der Hase nickt begeistert.

„Ja, hier es ist toll. Alles hier ist so leicht und frei. Ich spüre auf einmal die tiefe Liebe, die alles durchdringt. Und ich merke, wie eine starke Macht durch mich hindurch fließt. Eine Macht, die mich mit allem verbindet, was um mich herum geschieht."

„So sieht eine Welt aus, die von Liebe und vom Verständnis der Fülle beherrscht ist. Alles lebt sich optimal aus. Alles ist pure Lebensenergie. Alles unterstützt sich gegenseitig im Prozess des Werdens. Alles singt und tanzt miteinander. Komm lass uns mitsingen und mittanzen."

Ausgelassen singen und tanzen die beiden, bis sie erschöpft umfallen. Sofort sinken sie in einen tiefen Schlaf. Als sie aufwachen, ist der herrliche Urwald verschwunden. Sie liegen mitten auf einer normalen Lichtung im Wald.

5

Als der Hase begreift, was geschehen ist, läuft er aufgeregt auf und ab.

„He, kleiner Igel, was ist hier los? Wo ist der wunderbare Wald der Fülle geblieben?"

„Willst du das wirklich wissen?" erwidert der Angesprochene ruhig.

„Ja, das will ich. Ich habe mich zum ersten Mal seit langer Zeit wieder einmal richtig wohl gefühlt. Und nun wache ich auf und alles ist vorbei. Was soll das? Hast du das bewirkt?"

„Nein, du selbst bist dafür verantwortlich."

„Ich? Wieso ich? Das war ich nicht. Ich will in der tollen Welt leben und nicht hier", ruft der Hase verärgert in den Wald hinein.

„Wie sicher bist du, dass du das auch wirklich willst?" hakt der kleine Igel nach.

„Ganz sicher. Was fragst du mich so blöd?"

„Weil der herrliche Wald der Fülle offensichtlich nicht alles ist, wonach du dich sehnst."

Der Hase wirft dem kleinen Igel einen bösen Blick zu.

„Nicht alles? Ich werde doch wohl selbst am besten wissen, was ich will. Im Augenblick möchte ich im Wald der Fülle sein und sonst nirgends."

„Interessiert dich denn, was du sonst noch willst?"

„Aber das weiß ich doch!"

„Weißt du das wirklich?"

„Ja, ganz sicher", antwortet der Hase verärgert über die merkwürdigen Fragen des kleinen Igels.

„Wie gerne würdest du wieder in den wunderbaren Wald der Fülle zurückkehren?"

Das Gesicht des Hasen leuchtet sofort auf bei dieser Frage.

„Sehr gerne."

„Auch wenn du auf dem Weg dahin Dinge erlebst, die dir nicht nur Freude machen?"

„Auch dann. Das nehme ich gerne in Kauf. Hauptsache, ich komme wieder dorthin zurück, wo ich einen so tiefen Frieden in mir gespürt habe."

„Gut, dann folge mir", sagt der kleine Igel und rennt davon.

„Warte. Nicht so schnell", schreit der Hase aufgeregt hinter her.

Der kleine Igel und der Hase rasen in vollem Tempo durch den Wald. Plötzlich jagt der kleine Igel auf ein dichtes Dornengestrüpp zu, das sich wie eine unüberwindbare Mauer vor ihnen aufbaut. Er verringert seine Geschwindigkeit auch dann nicht, als er nur noch wenige Schritte von den bedrohlich aussehenden Dornen entfernt ist.

„Bist du lebensmüde?" ruft der der Hase dem kleinen Igel zu.

Doch der antwortet nicht. Er rennt unbeirrt weiter. Kurz bevor seine Nasenspitze von den ersten Dornenspitzen aufgespießt wird, weicht die gefährliche Hecke beiseite. Sie macht einen schmalen Korridor frei durch den der kleine Igel unverletzt hindurch rennen kann.

Verwundert folgt der Hase seinem Führer. Als er sich direkt unter der Hecke befindet, wirft er einen kurzen, neugierigen Blick nach oben. Ein strahlend blauer Himmel lächelt ihn an. Weit und breit ist nichts von einer Dornenhecke zu sehen.

„Auf was habe ich mich da bloß eingelassen? Hoffentlich weiß der kleine Igel, was er da tut", brummelt der Hase in sich hinein.

Für weitere Zweifel bleiben ihm keine Zeit. Als er wieder nach vorne schaut, sieht er gerade noch, wie der kleine Igel in einem großen gläsernen Iglu verschwindet. Mutig folgt ihm der Hase. Als er die Eingangschwelle des gläsernen Bauwerks passiert, springt der kleine Igel gerade auf ein Podest, das hell erleuchtet in der Mitte des Raumes steht. Er winkt ihm zu. Der Hase zögert.

„Komm her. Hab keine Angst. Das Glasiglu ist unser Freund. Es tut dir nichts Böses", ermuntert der kleine Igel den Hasen.

Langsam nähert sich der Hase dem Podest. Er springt mit einem Satz hinauf.

„Willkommen im Palast der wahren Bewusstheit. Hier kannst du ungeschminkt und unverschleiert erfahren, was du wirklich willst. Der Palast hilft dir auch mit seiner Energie deine unbewussten Kräfte neu auszurichten, wenn du das willst", erklärt der kleine Igel sachlich.

Der Hase hört ihm sprachlos zu.

„Wenn du dazu bereit bist, schließe bitte kurz deine Augen und öffne sie wieder. Das ist das Signal. Schaue anschließend vertrauensvoll in den Raum hinein. Dann wirst du erfahren, was dich in deinem Inneren alles bewegt."

Angst überkommt den Hasen.

„Wie gefährlich ist das für mich? Vielleicht will ich gar nicht sehen, was mir der Raum offenbart?"

„Vertrau mir. Es fängt alles ganz harmlos an. Du kannst jederzeit aufhören, wenn es dir zuviel wird. Aber du willst doch wieder in die wunderbare Welt der Fülle zurück, oder nicht?"

Der Hase nickt.

„Ja, das ist mein größter Wunsch."

„Gut. Sei ganz ruhig. Atme tief durch. Wenn du spürst, dass du für die Wahrheit genug Kraft hast, dann schließe die Augen, öffne sie wieder und lasse auf dich wirken, was danach geschieht."

Der Hase beruhigt sich. Mit jedem Atemzug wächst sein Vertrauen. Dann macht er die Augen zu und öffnet sie vorsichtig wieder.

Zuerst geschieht nichts. Mit einem Mal verdunkelt sich der Raum. Der Hase sieht verblüfft wie aus dem Nichts verschiedene Figuren, Gegenstände und Landschaften im Raum auftauchen. Anfangs sind sie nur schemenhaft zu erkennen. Sie werden aber schnell kräftiger und realer.

Die Akteure und Kulissen führen lautstark verschiedene Szenen einer Geschichte auf und verschwinden dann wieder. An ihre Stelle treten andere Spieler und Hintergründe, die das Spiel mit Szenen aus einer anderen Geschichte fortsetzen.

Anfangs spielt das Glasiglu dem Hasen nur lustige und erfreuliche Geschichten vor. Der Hase genießt das Spiel immer leidenschaftlicher. Er klatscht, schreit, jubelt und lacht über das, was ihm vorgespielt wird. Das Gesehene zieht ihn voll in seinen Bann.

„He, das gefällt mir", ruft er mehrmals begeistert aus.

Dann ändert sich die Dramatik der aufgeführten Geschichten. Sie werden immer mehr von Gewalt, Not, Misstrauen und Angst bestimmt. Der Hase leidet stark mit.

Als er es nicht mehr aushält, schreit er laut aus:

„He, was soll das? Das mag ich nicht. Das tut mir weh. Das macht mir Angst. Hört auf damit."

Schlagartig endet das Spiel. Der Raum wird wieder hell erleuchtet.

Langsam beruhigt sich der Hase wieder. Der kleine Igel klärt ihn auf.

„Wie du sicher schon bemerkt hast, führt das Glasiglu genau solche Geschichten auf, die dir etwas bedeuten. Es zeigt dir nur solche Szenen, die du besonders gerne magst oder vor denen du dich sehr fürchtest."

„Muss das denn sein?"

„Ja. Das Glasiglu will dir mit seinem Spiel die Einstellungen und Glaubenssätze bewusst machen, die maßgeblich dein Denken, Fühlen und Handeln bestimmen. Es will dir zeigen, was dich unbewusst von Innen heraus bewegt und steuert. Es will genau die Gefühle und Gedanken anregen in dir, die verantwortlich dafür sind, was du in der Welt erlebst. Es will dir helfen zu erkennen, was du in den Tiefen deines Wesens eigentlich bist und willst."

„Aber das stimmt doch gar nicht. Ich will doch nicht von einem Blitz erschlagen oder von einem Fuchs gefressen werden", antwortet der Hase kraftlos.

„Bewusst sicherlich nicht. Aber unbewusst bist du ziemlich besessen von solchen Vorstellungen und Ängsten. Dein Inneres ist so durchdrungen davon, dass derartige Dinge deine ganzen Erwartungen und Gefühle dominieren. Und weil du von Innen heraus so fühlst, erlebst du eine Welt, die genau diesen Erwartungen und Empfindungen entspricht."

„Bitte höre auf. Ich mag das nicht hören. Ich will auch nicht darüber reden. Komm lass uns lieber wieder etwas Angenehmes machen."

„Das können wir gerne tun. Aber eines muss dir klar sein. Dann wird sich nichts Wesentliches ändern bei dir. Vor allem kannst du dann nicht in den Wald der Fülle zurückkehren."

„Und warum nicht? Warum kann ich nicht einfach entscheiden, dass ich dahin gehen will und es funktioniert? Wir sind doch in einem Zauberwald. Da kann ich doch bestimmen, was geschehen soll?"

„Ja, aber das tust du doch gerade. Der Zauberwald hört dir ganz genau zu. Er achtet akribisch genau auf das, was du ihm bewusst mitteilst. Aber er achtet natürlich auch genau so penibel auf das, was dein Unbewusstes will. Und da deine unbewusste Energie stärker ist, als dein bewusster Wille, setzt sie sich durch. Der Zauberwald macht das, worum du ihn als Ganzes bittest. Er lässt dich eine Welt des Ärgers und des Leids erleben, weil dein Ganzes stark in diese Richtung gepolt ist."

„Das kann ich kaum glauben", stottert der Hase fassungslos.

„Du kannst beispielsweise nicht in den Wald der Fülle zurückkehren, weil deine unbewussten Ängste dich ständig davon abhalten, dass du den Wald der Fülle überhaupt siehst. Du könntest mitten drin in ihm stehen und du würdest ihn dennoch nicht erkennen. Deine Ängste wirken wie ein Filter, der die vielfältigen Eigenschaften des Waldes völlig einseitig interpretiert. Er blendet seine positiven Aspekte weitgehend aus. Damit gibt es sie nicht für dich. Deine Ängste sorgen dafür, dass du die Welt der Fülle, als eine Welt des Mangels erlebst."

„Und was muss ich tun, damit ich wieder in den Wald der Fülle zurückkehren kann?"

„Du musst dich deinen inneren Blockaden stellen. Denn sie sind es, die maßgeblich das bewirken, was du erlebst. Dazu gehört viel Mut. Ich rate dir, mache weiter. Höre dir an, was das Glasiglu dir mitteilen will. Und dann entscheide."

„Gut. Wenn das so ist, werde ich jetzt nicht aufhören, auch wenn es schmerzt."

„Toll. Ich bewundere dich für deinen Mut und deine Kraft."

„Mein Wunsch wieder in den Wald der Fülle zurück zu kehren ist einfach stärker als meine Angst vor dem, was ich auf dem Weg dahin erleiden muss."

Der kleine Igel strahlt.

„Schön. Es lohnt sich, glaube mir. Denn was im Zauberwald gilt, trifft auch auf die wirkliche Welt zu. Es sind deine unbewussten Ängste, die dich eine Welt des Mangels erleben lassen. Weil dein Weltbild von einem mangelorientierten Denken bestimmt ist, erlebst du eine Welt voller Gefahren und Schicksalsschläge. Deine unbewussten Einstellungen zum

Leben und dein Leben in der äußeren Welt entsprechen einander."

„Ich kann immer noch kaum glauben, dass ich eine solche Macht auf die Welt habe, die ich erlebe", merkt der Hase zweifelnd an.

„Wie dir der See und der Wichtel gezeigt haben, wählst du die Geschichten aus, die du erlebst. Und bei dieser Auswahl spielt dein unbewusstes Inneres eine viel größere Rolle als deine bewussten Gedanken. Es ist wie bei einem Eisberg. Der größere und wirkungsvollere Teil liegt unterhalb der sichtbaren Oberfläche verborgen."

„Aber woher weiß die Welt denn, was ich unbewusst will?"

„Erinnerst du dich an meine Erklärungen zu unseren Erlebnissen im Karussell?"

Der Hase schüttelt den Kopf.

„Nicht genau. Welche meinst du?"

„Ich sagte dir damals, dass alles in der Welt ständig Gespräche miteinander führt. Dein unbewusstes Inneres steht also auf der Ebene der geistigen Energiefelder in einem ständigen aktiven Dialog mit der ganzen Welt. Es verhält sich wie ein Radiosender, der ständig in die Welt hinaus funkt, wer du wirklich bist und was du eigentlich willst. Und es ist gleichzeitig auch ein Radioempfänger. Denn es empfängt auch Informationen aus der Welt. Besonders solche, für die es sehr empfindlich ist, weil seine Empfangsfrequenz exakt darauf eingestellt ist."

Der Hase kommt ins Grübeln. Er denkt lange über die Worte des kleinen Igels nach. Er spürt in sich hinein und merkt, wie sein Herz ihm signalisiert, dass er den Aussagen des kleinen Igels vertrauen kann.

„Okay. Dann zeige mir bitte jetzt, wie ich meine Angst möglichst schnell und gründlich loswerden kann. Am liebsten würde ich sie ein für allemal vernichten."

„Wie willst du das anstellen?"

„Ich weiß es nicht. Hast du eine Idee?"

„Wie sieht deine Angst aus, wenn du sie spürst?"

„Wie sieht denn eine Angst aus, die man spürt?" fragt der Hase erstaunt zurück.

„Welche Form hat sie zum Beispiel? Welche Farbe besitzt sie? Ist sie groß? Ist sie klein? Wo sitzt die Angst in dir?"

Der Hase spürt in sich hinein.

„Meine Angst ist wie ein großer Kloß, der mir schwer im Magen liegt."

„Okay. Dann versuche jetzt bitte mit aller Macht diesen Kloß los zu lassen."

„Und wie mache ich das?"

„Werfe ihn weg. Blase ihn auf. Löse ihn in Wasser auf. Ich weiß es auch nicht genau. Probiere halt einfach mal was aus."

Der Hase versucht es.

„Und warst du erfolgreich? Ist der Kloß weg?" will der kleine Igel nach einer Weile wissen.

Der Hase spürt in sich hinein.

„Nein, die Angst ist immer noch da."

„Dann bitte das Glasiglu dich bei der Bewältigung deiner Angst zu unterstützen."

„Das Glasiglu?" fragt der Hase erstaunt zurück. „Aber wie kann das Glasiglu mir denn dabei helfen?"

„Oh, das Glasiglu verfügt über ganz erstaunliche Fähigkeiten. Es kann dir nicht nur deine unbewussten Ängste vorspielen. Es kann noch mehr. Es kann dir beispielsweise über seine Energiefelder Informationen zuschicken, die dir mitteilen, wie du besser mit deiner Angst umgehen kannst. Es kann dich mit seinen Kräften dabei unterstützen, dass du deine Angst neu ausrichten kannst."

„Und wie macht das Glasiglu das?"

„Es nutzt die Tatsache aus, dass alles in der Welt über Energiefelder miteinander verbunden ist. Es hilft jedem, der es darum bittet. Die Initiative muss aber immer von dem Betroffenen ausgehen. Er definiert, was er zulassen will und was nicht. Er bestimmt, wie weit er gehen will. Das Glasiglu ist eine Art Werkzeug, das jeder für seine Absichten nutzen kann. Alles klar soweit?"

Der Hase nickt.

„Alles klar."

„Okay. Dann bitte jetzt das Glasiglu dir zu helfen. Versuche mit seiner Unterstützung den Kloß in deinem Magen ein für allemal aufzulösen."

Der Hase spricht seine Bitte aus. Dann versucht er mit allen Mitteln den Kloß in seinem Magen zu beseitigen. Er strengt sich enorm an. Aber er scheitert kläglich. Seine Angst will einfach nicht verschwinden. Der Kloß in seinem Magen wird eher noch größer, je intensiver er ihn beseitigen will.

Erschöpft starrt der Hase den kleinen Igel an.

„Jetzt ist guter Rat teuer? Oder hast du eine Ahnung, wie es jetzt weiter geht."

Der kleine Igel denkt nach.

„Was schließt du aus dem, was du gerade erlebt hast?"

„Dass ich meine Angst nicht loslassen kann", antwortet der Hase traurig.

„Und was bedeutet das deiner Meinung nach?"

„Dass ich mit meiner Angst leben muss. Wahrscheinlich liegt alles nur an mir. Ich bin einfach zu schwach für so was", erwidert der Hase mutlos.

„Hm. Vielleicht trifft eine andere Schlussfolgerung den Nagel viel mehr auf den Kopf."

„An was denkst du?" fragt der Hase hoffnungsvoll zurück.

„Vielleicht kannst du deine Angst deshalb nicht loswerden, weil dich etwas sehr Starkes in dir davor abhält es zu tun. Vielleicht ist es gar nicht gut für dich, wenn du deine Angst so einfach vernichtest."

„Was soll daran schlecht für mich sein?"

„Ich habe da eine Idee. Beobachte noch einmal genau, wie der Kloß in deinem Magen aussieht. Schau ihn dir von allen Seiten an. Nimm seine Form, seine Farbe und seinen Klang möglichst offen wahr. Am besten ist, du bittest das Glasiglu dir ein paar unangenehme Szenen vorzuspielen, damit du deine Angst richtig intensiv spürst."

Der Hase zögert.

„Muss das sein?"

„Vielleicht ist es das letzte Mal, dass du von deiner Angst beherrscht wirst."

„Okay. Unter der Bedingung wage ich es."

Der Hase wendet seinen Kopf dem Raum zu. Erneut spielen sich einige wilde Szenen darin ab. Mutig stellt der Hase sich seiner Angst. Er beobachtet den

Kloß in seinem Magen genau. Er befühlt ihn von allen Seiten. Als er genug wahrgenommen hat, beendet er das Geschehen im Raum.

Erwartungsvoll blickt er zum kleinen Igel hinüber. Dieser streichelt ihn sanft und singt ihm laut ein Lied vor.

„Wunderbar, Hase. Das war sehr mutig. Du hast soeben einen entscheidenden Schritt in Richtung der Rückkehr in den Wald der Fülle gemacht."

„Ich, wieso?"

„Weil du dich deiner Angst gestellt hast. Du bist nicht weggelaufen vor ihr. Du hast sie ehrlich und unverfälscht so wahrgenommen, wie du sie empfindest. Gratuliere."

„Und das ändert etwas?"

„Ja, sehr viel. Indem du nicht mehr vor deiner Angst wegläufst, sondern sie ehrlich als einen Teil von dir wahrnimmst, hast du den Stab des Handelns an dich genommen. Du kannst sie jetzt neu ausrichten, wenn du willst. Willst du?"

„Klar will ich. Was muss ich dazu tun?" fragt der Hase ungeduldig nach.

„Erkenne deine Angst an. Nehme sie in den Arm. Streichle sie, denn sie ist sehr wertvoll für dich. Liebe sie, denn sie macht dich zu dem, was du bist."

„Bist du verrückt", ruft der Hase laut aus. „Ich soll etwas lieben, was ich verabscheue und was mir so viel Kummer macht."

Der kleine Igel nickt energisch.

„Genau so ist es. Versuche es einmal anders herum zu sehen. Warum hast du überhaupt Angst? Warum macht die Angst das, was sie tut?"

„Keine Ahnung?"

„Weil sie ein wichtiger Ratgeber und Beschützer für dich ist. Deine Angst teilt dir etwas Wertvolles über dich und dein Leben mit. Sie hilft dir dein Leben erfolgreich zu meistern. Sie schützt dich vor Gefahren, die dein Leben bedrohen. Oder glaubst du, dass es dir gut bekommt, wenn du einfach so mit einem Fuchs zu kämpfen anfängst?"

„Nein, sicher nicht. Aber warum beherrscht die Angst mich so, dass sie mein Leben dominiert?"

„Weil du eine extreme Angst vor deiner Angst hast. Du fürchtest deine Angst mehr als alles andere in der Welt. Damit lädst du deine Angst mit sehr viel negativer Energie auf. Und diese Schwingungen strahlst du in die Welt hinaus."

„Und wie kann ich diesen Teufelskreis durchbrechen?"

„Indem du die Angst nicht wegwirfst, sondern sie als etwas ganz Wertvolles in dir anerkennst. Nutze sie und ihre Energie für deine persönliche Entwicklung aus. Richte die Energie deiner Angst neu aus. Aber beseitige sie nicht. Denn das macht sie nur noch stärker. Das ist die Botschaft, die dir das Glasiglu die ganze Zeit vermittelt: Versuche deine Angst nicht zu beseitigen, sondern anerkenne und liebe sie."

„Hm. Klingt nicht dumm, was du da sagst", bemerkt der Hase nach einer Weile.

„Sehr gut. Als nächstes solltest du dich bei deiner Angst bedanken. Bedanke dich dafür, dass sie da ist, dass sie dich schützt. Sage ihr Dank für alles, was sie für dich tut. Und bedanke dich auch dafür, dass sie dir zeigt, in welche Richtung du gehen sollst, damit du wieder in den Wald der Fülle zurückkommst."

Der Hase schaut irritiert auf.

„Ist das nicht ein bisschen übertrieben?"

„Nein. Das ist nur konsequent. Und wenn du schon dabei bist, dann solltest du auch noch dir und all denen vergeben, denen du die Schuld dafür gibst, dass du so ängstlich bist. Denn sie haben dir nur geholfen, mit der Angst etwas aufzubauen in dir, was ganz Wertvoll für dich ist. Indem du vergibst, heilst du all diese Beziehungen."

„Und was bringt das?"

„Indem du vergibst, nimmst du die Rolle wahr, die dir von Geburt an zusteht: Die Rolle des Schöpfers deines Universums. Wenn du anderen die Schuld für etwas gibst, dann gibst du die Verantwortung für dein Schicksal aus der Hand. Du lässt andere über dein Schicksal entscheiden. Erst wenn du dir und ihnen vergibst, bist du wieder frei und kannst so handeln, wie du es willst."

„Und wie mache ich das?"

Statt einer Antwort führt der kleine Igel gemeinsam mit dem Hasen einige einfache Rituale aus. Er lässt ihn bestimmte harmonische Bewegungen machen. Dabei sprechen sie immer wieder dieselben Worte dazu.

Nach dem Ende der kurzen Zeremonie sieht der Hase sehr erleichtert aus.

„Ich spüre plötzlich keine Angst mehr. Was ist aus ihr geworden? Ist sie weg?" fragt er den kleinen Igel.

„Sicherlich nicht. Sie ist immer noch da. Aber deine Beziehung zu ihr hat sich entscheidend verändert."

„Juhu", schreit der Hase das Glasiglu an. „Jetzt kann ich wieder in den Wald der Fülle zurück."

„Das wirst du sehen, wenn wir das Glasiglu verlassen und die Dornenhecke durchqueren. Denn du erlebst immer genau das, was du bewusst und unbewusst bist.

Bevor wir gehen, solltest du dich noch beim Glasiglu bedanken. Ohne seine Hilfe hättest du nicht so schnell und einfach erkannt, was du wirklich willst. Außerdem hat es dir entscheidend dabei geholfen eine neue Beziehung zu deiner Angst aufzubauen."

„Danke liebes Glasiglu. Schade, dass es dich nur hier im Zauberwald gibt. Deine Hilfe könnte ich überall gebrauchen."

Der kleine Igel grinst.

„Lass dich überraschen. Werkzeuge, wie das Glasiglu, existieren auch außerhalb des Zauberwaldes. Du hast sie bisher nur übersehen."

Der Hase scharrt ungeduldig mit den Pfoten.

„Komm lass uns in die wunderbare Welt der Fülle zurückkehren. Ich freue mich schon riesig darauf. Ich kann es kaum erwarten."

Der Hase rennt voran. Eilig verlässt er das gläserne Gebäude. Gespannt durchquert er die Dornenhecke.

6

Auf der anderen Seite des Dornenwalls bleibt der Hase enttäuscht stehen. Der Wald ist verschwunden. Eine endlose Sandwüste breitet sich vor ihm aus.

„He, was soll das? Ich denke, wir kehren in den herrlichen Urwald zurück?"

„Nun, offensichtlich hat dein Inneres sich anders entschieden", erwidert der kleine Igel ruhig.

„Aber was bedeutet das? Warum bringt es mich in eine leere Wüste?"

„Ganz einfach. Nachdem du die Beziehung zu deiner Angst neu ausgerichtet hast, ist in deinem Inneren eine Art Vakuum entstanden. Deine inneren Retter warten sozusagen darauf, dass du ihnen ein neues Betätigungsfeld zuweist."

„Wie? Du nimmst mich auf den Arm, oder?"

„Ganz und gar nicht. Du hast im Glasiglu ein sehr mächtiges und festgefahrenes Verhaltensmuster durcheinander gewirbelt. Jetzt bietet sich dir eine besondere Chance. Du kannst ein neues Muster anlegen, das die Energie deiner Angst in neue, positive Bahnen lenkt. Du kannst deinem Inneren eine andere Orientierung geben. Deshalb die Wüste. Sie ist das Symbol einer gewissen inneren Leere für dich."

So ganz traut der Hase dem kleinen Igel nicht.

„Und was muss ich tun, um diese Leere sinnvoll auszufüllen?"

„Du befindest dich in einer beneidenswerten Lage. Du kannst jetzt dein Verständnis der Welt neu ausrichten. Wenn du das erfolgreich machst, ist die Rückkehr in den Wald der Fülle nicht mehr weit. Erinnerst du dich an die Worte der Elfenkönigin und was sie dir zur Bedeutung deines Weltverständnisses erklärt hat?"

Der Hase nickt.

„Ja. So, wie ich die Welt verstehe, so erlebe ich sie auch. Hast du einen Rat für mich? Wie würdest du an meiner Stelle jetzt vorgehen?"

„Ich würde das tun, was ich immer tue, wenn ich das Richtige richtig tun will: Ich würde mit der Energie des Lebens tanzen."

„Du würdest was?" fragt der Hase sichtlich irritiert zurück.

„Ich würde Energie zum Fließen bringen. Und zwar so, dass ich etwas erlebe, was mir Spaß macht und was mich weiter bringt."

„Hei, das klingt gut. Das will ich auch können. Kannst du mir beibringen, wie das geht?"

„Klar kann ich das. Aber eines solltest du wissen: Wenn du mit der Energie des Lebens tanzt, spielst du mit Kräften, die sehr mächtig sind. Du kannst damit viel Gutes bewirken. Aber du kannst auch viel Schaden damit anrichten. Ist dir das klar?"

Der Hase nickt.

„Ja. Heiliges Hasenehrenwort. Ich möchte nichts kaputt machen. Ich möchte nur in die Welt der Fülle zurück, das ist alles."

Der kleine Igel schmunzelt liebevoll.

„Okay. Das Prinzip ist ganz einfach. Wenn du mit der Energie des Lebens tanzen willst, musst du dich den Kräften anvertrauen, die alles bewirken, was ist.

Du musst möglichst Einssein mit ihnen. Du musst fließen lassen, was fließen will."

„Das ist alles? Das klingt ja nicht besonders schwer."

„Ja, mag sein. Aber täusche dich nicht. Mit der Energie des Lebens richtig zu tanzen ist eine Kunst. Du darfst nämlich das Geschehen der Welt möglichst wenig in deinem Sinne selbst regeln oder direkt selbst beeinflussen. Da du nicht überblickst, wie alles miteinander zusammenhängt, richtest du mit falschen Aktionen mehr Schaden an, als du nützt."

„Aber was mache ich, wenn ich will, dass etwas Bestimmtes geschieht?" fragt der Hase skeptisch nach.

„Ganz einfach: Du vertraust."

„Ich vertraue? Wem oder was soll ich vertrauen?"

„Allem. Dir selbst. Den Kräften im Universum. Der Welt. Den anderen Wesen. Einfach allem."

Die Skepsis ist dem Hasen deutlich anzusehen.

„Und das funktioniert?"

„Ja. Wenn du es richtig anstellst, funktioniert das wunderbar. Ich lebe schon seit Wochen so und mache nur die besten Erfahrungen damit."

„Und was machst du genau?"

„Ich habe eine bemerkenswerte Erfahrung gemacht. Der Tanz mit den Kräften des Lebens klappt immer dann besonders gut, wenn ich mein ganzes Denken, Fühlen und Handeln an vier einfachen Grundsätzen ausrichte", beantwortet der kleine Igel die Frage des Hasen.

„Hm. Da bin ich ja mal gespannt, was du da Geheimnisvolles machst. Wie sieht denn dein erster Grundsatz aus?"

„Mein erster Grundsatz lautet: Verbinde dich vertrauensvoll mit dem, was ist!"

Der Hase blickt erstaunt auf.

„Wie lautet der?"

„Verbinde dich vertrauensvoll mit dem, was ist", wiederholt der kleine Igel seine Worte.

„Und was bringt das? Warum ist das sinnvoll?"

„Du willst doch in den Wald der Fülle zurück?"

„Oh ja, das will ich von ganzem Herzen", erwidert der Hase strahlend.

„Gut. Um dahin zu kommen, hast du zwei Möglichkeiten: Entweder du versucht es aus eigener Kraft und ohne fremde Hilfe zu schaffen. Oder aber du nutzt möglichst viel von den Kräften aus, die das Leben bereitstellt. Wie dir der See gezeigt hat, kannst du dich bezüglich der Art des Vorgehens frei entscheiden."

Der Hase blickt den kleinen Igel ein wenig skeptisch an.

„Gibt es denn überhaupt Kräfte, die mir helfen wollen?"

„Ja, natürlich. Das ist es doch, was dir der Zauberwald die ganze Zeit beibringen will. Du irrst dich, wenn du meinst, dass du völlig allein und auf dich gestellt in der Welt existierst. Wie du beim Abenteuer mit dem Karussell gelernt hast, bist du in Wirklichkeit mit allem verbunden, was ist. Du bist eingebunden in eine Welt voller Energie. Diese

Energie kannst du nutzen, wenn du in den Wald der Fülle zurückkehren willst."

„Und warum habe ich bisher so wenig von diesen Kräften gemerkt?"

„Ganz einfach. Weil du meinen ersten Grundsatz nicht beachtest hast. Du hast dich nicht vertrauensvoll mit ihnen verbunden. Sie haben dir unentwegt ihre Hilfe angeboten, aber du hast ihr Angebot nicht angenommen."

„Hm..."

„Ich habe bei mir folgendes festgestellt: Ich kann umso erfolgreicher mit der Energie des Lebens tanzen, je intensiver ich mit ihr mitschwinge. Um das zu können, muss ich mich vertrauensvoll mit ihr verbinden."

„Und wie machst du das genau? Kannst du mir bitte mal ein Beispiel dafür geben", bohrt der Hase neugierig nach.

„Ich versuche beispielsweise die Kräfte, die in mir selbst stecken, möglichst optimal zu nutzen. Mir ist aufgefallen, dass mir alles viel besser gelingt, je besser eingestimmt ich bin auf das, was ich gerade mache."

„Meinst du damit, dass du etwas umso erfolgreicher erledigen kannst, je besser gelaunt du es angehst?"

Der kleine Igel lacht.

„Ja, genau, das meine ich. Was ich mit einer positiven Stimmung und viel Zuversicht im Herzen angehe, das klappt gut. Kennst du das?"

„Eigentlich ist mir das Gegenteil viel vertrauter. Wenn ich mies drauf bin, dann kommt nur Mist dabei heraus und ich bringe nichts zu Wege", erklärt der Hase nachdenklich.

„Ja, alles im Leben hat immer zwei Seiten."

„Gut, das habe ich verstanden. Ist das alles, oder gehört noch mehr zu deinem erstem Grundsatz?"

„Wichtig ist auch, dass du dich gut mit den Kräften in der Welt verbindest. Um diese richtig nutzen zu können, ist es entscheidend, dass du die Realität deiner Welt akzeptiert. Es bringt dir wenig, wenn du die Vorstellung verleugnest, dass ein Fuchs stärker ist, als du, oder dass er dich fressen will. Der Fuchs und seine Eigenschaften sind ein Teil der Welt, in der du lebst. Das ist einfach so. Der Fuchs gehört zur Realität deiner Welt. Akzeptiere den Fuchs und habe Respekt vor ihm. Aber habe keine Angst vor ihm. Angst lähmt. Angst raubt dir Energie. Auch die Vorstellung, hilflos zu sein und nichts gegen den Fuchs ausrichten zu können, entfremdet dich von den Kräften der Welt. Wenn du mit der Energie der Welt tanzen willst, dann verbünde dich beispielsweise mit anderen Wesen oder lerne, wie du wirkungsvoll dem Fuchs aus dem Weg gehen kannst."

„Das ist einfacher gesagt, als getan."

Der kleine Igel schüttelt energisch seinen Kopf.

„Nein. Das denkst du nur. Deine Macht ist viel größer, als du glaubst. Du kannst dich nämlich intensiv mit der Kraft verbinden, die alles bewirkt, was ist."

„Und wie geht das?" fragt der Hase leicht verwundert zurück.

„Denke an die Elfenkönigin. Ändere dein Bild über die Welt. Baue eine vertrauensvolle Beziehung zum Leben auf. Verbinde dich mit der Quelle, die dir Kraft und Orientierung für ein erfülltes Leben gibt."

„Das würde ich gerne tun. Die Frage ist nur, wie mache ich das?", erwidert der Hase ungeduldig.

„Bitte habe noch einen Augenblick Geduld. Du darfst das gleich üben. Damit die Übung gut klappt, solltest du meine anderen drei Grundsätze kennen. Die will ich dir vorher noch kurz zeigen."

„Okay. Wie lautet also dein zweiter Grundsatz?"

„Mein zweiter Grundsatz lautet: Deklariere weise und kraftvoll!"

„Wie lautet der? Darunter kann ich mir überhaupt nichts vorstellen", erwidert der Hase erstaunt.

„Denke an den See im Zauberwald. Er hat dir gezeigt, dass du selbst bestimmen kannst, welche Geschichten du im Leben erleben willst. Damit die Welt nun weiß, was du eigentlich bestimmen willst, musst du ihr dies erklären. Du musst klar und verbindlich deklarieren, wie die Energie des Lebens deiner Meinung nach fließen soll. Je besser du das tust, desto genauer kann das geschehen, was du gerne erleben willst."

„Du verkohlst mich, nicht wahr?" merkt der Hase misstrauisch an.

„Nein. Ganz und gar nicht. Du bist der Schöpfer deiner Welt. Deshalb musst du auch eindeutig und unmissverständlich erklären, wie deine Welt aussehen soll? Ist das so schwer zu verstehen?"

„Nein, eigentlich nicht. Es ist nur sehr ungewohnt. Bis vor kurzem war ich noch davon überzeugt, dass die Welt von Gott gemacht wurde. Ich glaubte, dass die Welt so ist, wie sie ist, weil Gott sie so gemacht hat. Und nun kommst du, und erklärst mir, dass ich der Schöpfer meiner eigenen Welt bin, und dass ich deshalb auswählen kann, was ich in der Welt erleben will. Siehst du den Unterschied?"

„Ja. Genau dieser Unterschied bringt dich zurück in den Wald der Fülle. Das geschieht nur, wenn du deine Opferrolle verlässt und eine Täterrolle im Spiel des Lebens einnimmst."

Der Hase schaut ungläubig auf.

„Eine was?"

„Bisher hast du dich vor allem als ein Opfer der Welt verstanden, in der du lebst. Wenn du eine andere Welt erleben willst, musst du in eine Täterrolle wechseln. Gott lässt beide Rollen zu. Er unterstützt dich in beiden Rollen. Denn er achtet deine Wünsche. Wenn du aber als Schöpfer in seinem Sinne die Welt mit gestalten willst, dann musst du dich für die Täterrolle entscheiden. Den Spielverlauf mit beeinflussen kannst du nur, wenn du mitspielst, und nicht, wenn du die ganze Zeit auf der Tribüne sitzt. Verstehst du das?"

Der Hase nickt nachdenklich.

„So nach und nach wird mir immer klarer, was ihr mir die ganze Zeit beibringen wollt. Und warum ist es so wichtig, dass ich weise und kraftvoll deklariere?"

„Weil du als ein mächtiger Schöpfer mit deinem Wirken viel Gutes, aber auch viel Böses anrichten kannst. Dein Horizont ist begrenzt. Deshalb ist es klug, wenn du weise das deklarierst, was du erleben willst."

„Und wie mache ich das?" will der Hase als nächstes wissen.

„Indem du beispielsweise nur solche Deklarationen abgibst, die aus deinem Herzen kommen. Dein Herz weiß, was gut für dich und die Welt ist. Weise ist, wenn du möglichst wenig selbst deklarierst, was du in der Welt erleben willst, sondern dich liebevoll der Weisheit des Lebens anvertraust."

„Und warum darf ich nicht selbst erklären, was ich alles haben will?"

„Du darfst schon. Nur ist die Gefahr groß, dass dein Leben dann in enorm begrenzten Bahnen verläuft. Wenn du alle deine Bitten, Wünsche, Ziele, Absichten und Vorhaben bis ins Kleinste bestimmst, dann kann halt nur das geschehen, was du dir genau vorstellen kannst."

„Aber das will ich doch?"

„Willst du das wirklich? Überlege genau. Wenn du alles im Detail selbst vorgibst, bist du in den Grenzen deiner Vorstellung gefangen. Du wirst viele der Wunder und Schönheiten des Lebens nicht erleben. Denn sie sind nicht Teil deiner Deklarationen. Du hättest beispielsweise den Zauberwald nie erlebt, weil du gar nicht ausmalen konntest, dass so etwas Wunderbares existiert."

„Ja, das stimmt. Ich hätte mir auch den Wald der Fülle nicht wünschen können, weil ich nicht geglaubt hätte, dass es so etwas Tolles überhaupt gibt."

„Siehst du. Das Leben ist viel interessanter und erfüllender, wenn dich vollkommen dem Leben und Gott anvertraust und nicht alles selbst genau regelst, was geschehen soll. Erkläre dich für Gott und das

Leben. Diese Deklaration lässt dich Dinge erleben, die dich von innen heraus begeistern und die auf eine unvorstellbare Weise magisch sind."

Der Hase lässt das Gesagte auf sich wirken. Sein Herz signalisiert ihm eindeutig, was es für richtig hält.

„Und warum muss ich nicht nur weise, sondern auch kraftvoll deklarieren?"

„Ganz einfach. Weil nur kraftvolle Deklarationen wirken."

„Und worauf kommt es dabei an."

„Beispielsweise darauf, dass du deine Deklarationen in einer positiven und gegenwartsbezogenen Formulierung abgibst. Deklariere immer so, dass du den Zustand beschreibst, den du erlebst, wenn deine Erklärung in Erfüllung gegangen ist. Erkläre nie, was du nicht magst oder was in der Zukunft liegt. Das funktioniert nämlich nicht. Und deklariere mit deinem ganzen Wesen, das heißt insbesondere mit deinen Gefühlen. Fühle den Zustand, in dem du dich befindest, wenn dein Wunsch in Erfüllung gegangen ist. Das ist eine sehr kraftvolle Erklärung an Gott und die Welt."

„Gut, das reicht mir. Wie sieht denn dein dritter Grundsatz aus?"

„Mein dritter Grundsatz lautet: Nehme achtsam wahr, was geschieht!"

„Und was bedeutet das?"

„Dass du beispielsweise bewusst inne hältst und in Ruhe beobachtest, was geschieht, nachdem du dir etwas gewünscht hast."

„Und wie mache ich das?" fragt der Hase erstaunt zurück.

„Achte nach einer Deklaration auf den Fluss der Energie um dich herum. Beobachte genau, was sich in dir selbst und um dich herum so alles ereignet. Achte besonders auf die Signale und Zeichen, welche die Welt dir schickt. Denn diese beinhalten wertvolle Botschaften, die dir einen Hinweis darauf geben, wie dein Wunsch sich erfüllen kann."

„Und warum ist das nötig?"

„Mit deiner Deklaration teilst du den Kräften des Lebens mit, was du gerne erleben willst. Wenn das beispielsweise ein Wunsch ist, dann sorgen die Kräfte dafür, dass dein Wunsch in Erfüllung gehen kann. Sie verändern die Konstellationen ihrer Energiefelder so, dass die Feldzustände, die zur Verwirklichung deines Wunsches in der Welt notwendig sind, aus deiner Sicht ähnlicher, das heißt wahrscheinlicher werden. Dass diese Möglichkeiten für dich bereitstehen, teilen sie dir über bestimmte Signale oder Zeichen in der Welt mit."

„So ganz klar ist mir das noch nicht", gibt der Hase ehrlich zu.

„Schau. In den Energiefeldern sind auf eine geheimnisvolle und wunderbare Weise bereits jetzt all die Geschichten enthalten, die du erleben kannst. Aus diesen unzähligen Möglichkeiten wählst du genau die aus, die du als deine Welt erleben willst. Damit du aber erkennst, was alles möglich ist für dich, schicken dir die Energiefelder ihre Zeichen. Sonst würdest du ja gar nicht merken, was du alles erleben kannst. Verstehst du?"

Der Hase schaut ungläubig drein.

„Immer noch nicht so richtig."

„Die Zeichen geben dir einen Hinweis auf neue Möglichkeiten in der Welt, die für dich auf magische Weise erreichbar werden. Sie zeigen dir Chancen, die vorher nicht da waren. Sie weisen dich auf wundersame Dinge hin, die dir völlig unerklärlich erscheinen. Damit das alles aber auch geschehen kann, musst du etwas ganz Entscheidendes tun."

„Und was ist das?", fragt der Hase neugierig nach.

„Du musst dich einschwingen auf die Energie, die zur Erfüllung deines Wunsches notwendig ist."

„Und wie mache ich das?"

Der kleine Igel strahlt den Hasen liebevoll an.

„Dadurch, dass du meinen vierten Grundsatz beachtest. Der lautet nämlich: Sei immer eins mit dir selbst!"

Der Hase blickt erstaunt auf.

„Aber das bin ich doch."

„Schau. Das Leben ist ein Tanz. Du kannst schnell und leidenschaftlich, oder aber langsam und verbittert tanzen. Wie du tanzt, ist egal. Du erlebst dabei immer, was du bist. Wenn du aber wunderbare Dinge erleben willst, dann musst du beim Tanzen möglichst eins mit dir selbst sein. Du musst immer möglichst voll und ganz du selbst sein."

„Darf ich dir eine dumme Frage stellen."

„Ja, klar. Nur zu", ermuntert der kleine Igel seinen Freund.

„Wie bemerke ich eigentlich, dass ich beim Tanzen eins mit mir selbst bin?"

„Oh, das ist ganz einfach. Dein Inneres zeigt es dir beispielsweise dadurch, dass du dich wohl fühlst, und dass es dir gut geht. Und in der Außenwelt wird dir auffallen, dass Dinge geschehen, die dich begeistern und die dich verblüffen. Die Welt wird magisch für dich sein. Du wirst plötzlich mitten im Wald der Fülle stehen, und nicht wissen, wie das genau geschehen ist."

Der Hase schaut freudig auf.

„Hei, das ist gut. So soll es sein. Was kann ich machen, damit ich das möglichst schnell erlebe?"

„Vertraue. Und richte alles, was du entscheidest und tust, an zwei Faktoren aus: Höre erstens immer auf deine innere Stimme. Richte dich danach, was sie zu dem sagt, was du gerade vorhast oder tust. Und achte zweitens darauf, dass du dich dabei wohl fühlst. Je besser und intensiver du auf deine Intuition hörst, und je konsequenter du deine ganzen Entscheidungen und Handlungen an deinem inneren Wohlbefinden ausrichtest, desto mehr wirst du im eins mit dir selbst leben und tanzen."

„Und das ist wirklich so einfach?" merkt der Hase kritisch an.

„Ja. Lebe nach deiner inneren Stimme und tue nur Dinge, bei denen es dir gut geht."

„Und das ist alles? Mehr muss ich nicht tun?"

„Nein. Durch Beachtung der vier Grundsätze: verbinden, deklarieren, achtsam wahrnehmen und Einssein mit dir selbst tanzt du intensiv mit der Energie des Lebens. Diese leitet dich und gibt dir all die Kraft, die du für dein magisches Leben brauchst. Der Tanz richtet dich immer geradliniger aus, weil er dein unbewusstes Inneres immer stärker mit deinem bewussten Verstand harmonisiert. Deine Welt wird immer wunderbarer, weil deine äußere Welt immer genau dem entspricht, was du als Ganzes bist."

Der Hase springt erregt auf.

„Dann will ich ab sofort nach den vier Grundsätzen leben. Hilfst du mir dabei?"

„Klar."

„Wie komme ich jetzt am schnellsten in den Wald der Fülle zurück?"

„Wende einfach an, was du eben gelernt hast. Gehe nach den vier Grundsätzen vor. Weißt du noch, was du jetzt als Erstes tun musst?"

„Ja, ich muss mich mit dem verbinden, was ist. Wie kann ich am besten lernen, wie das geht?"

Der kleine Igel lacht.

„Na, ganz einfach. Durch den Zauberwald. Geh in die Wüste. In ihr wirst du am schnellsten erfahren, welche Verbindungen für dich wichtig sind."

7

Der Hase und der kleine Igel bahnen sich einen Weg durch den tiefen Sand. Mühsam erklimmen sie die Höhe einer Düne. Als sie von dort aus erschöpft nach unten blicken, sehen sie eine Oase mit einem kleinen, von vielen Palmen umsäumten See vor sich liegen. Im Schatten einiger Bäume ist ein großes Zelt aufgebaut. Vor dem sitzt ein rundliches und lustig aussehendes Wesen. Es ist auf orientalische Weise farbenprächtig gekleidet und saugt genüsslich an einer Wasserpfeife.

„Willkommen in meiner Oase, kleiner Igel. Ich habe schon gehört, dass du wieder im Zauberwald weilst. Ich kann dir gar nicht sagen, wie sehr ich mich freue, dich wieder zu sehen. Wie ich bemerke, hast du einen Gast dabei. Herzlich willkommen im Zauberwald, verehrter Hase", begrüßt das Wesen die beiden Ankömmlinge und umarmt sie freundschaftlich.

Der kleine Igel ruft erfreut aus:

„Bist du es wirklich, lieber Clown? In deiner Rolle als Wüstenscheich hätte ich dich fast nicht wieder erkannt. Du hast dich ganz schön verändert, seit wir uns das letzte Mal getroffen haben."

„Was heißt hier verändert. Ich streune nicht mehr soviel umher. Ich habe es mir hier in der Wüste gemütlich gemacht. Ich lasse es mir hier richtig gut gehen, wie du siehst."

„Und was treibst du hier in dieser Einöde? Hier ist doch überhaupt nichts los", fragt der kleine Igel neugierig nach.

„Da täuschst du dich aber, junger Freund. Hier geht jeden Tag die Post ab. Immer mehr Wesen besuchen mich, um sich von mir helfen zu lassen."

„Helfen? Wobei helfen?" mischt der Hase sich ins Gespräch ein.

„Ich unterstütze sie dabei, die meines Erachtens fundamentalste Verbindung ihres Lebens neu auszurichten."

„Um welche Verbindung handelt es sich dabei?" bohrt der Hase neugierig nach.

„Es geht um die erste und wichtigste Verbindung für jemand wie dich, der in eine Welt der Fülle zurück kehren will", erklärt der Clown seelenruhig.

Nach diesen Worten schaut ihn der Hase ziemlich verdattert an.

„Und was ist das für eine mysteriöse Verbindung?"

„Siehst du das Zelt da hinter mir? Lass uns zusammen da hinein gehen und du wirst selbst erleben, um was es geht."

Vorsichtig folgt der Hase dem Clown in das Zelt. Behutsam zieht er die Eingangsdecke hinter sich zu. Eine plötzliche Dunkelheit hüllt ihn ein. Es dauert ein paar Momente, bis er die Orientierung wieder findet.

„Geh bitte an mir vorbei. Öffne das Laken auf der anderen Seite des Zeltes und trete dort wieder ins Freie hinaus", weist der Clown den Hasen an.

Der Hase erschrickt furchtbar, als er das Zelt verlässt. Er befindet sich in einer völlig anderen Welt. Die Wüste und das Zelt sind verschwunden. Stattdessen steht er auf einer schmalen Nische inmitten einer senkrecht abfallenden Felsenklippe. Tief unter ihm rauscht ein Meer, das sich bis zum Horizont ausdehnt. Direkt hinter ihm ragt eine unüberwindliche Felswand steil auf. Links und rechts endet die Nische nach wenigen Schritten.

„Ich bin verloren", lautet der erste Gedanke, der dem Hasen durch den Kopf schießt. „Hier komme ich nicht mehr lebend weg."

Plötzlich erscheint der Clown neben ihm.

„Na, wie fühlst du dich?" lächelt er den Hasen freundlich an.

„Gar nicht gut. Ich fürchte mich tierisch vor dem Abgrund. Außerdem sehe ich keine Hoffnung für uns."

„Dann beobachte diese Furcht. Erkenne sie an und bedanke dich bei ihr. So, wie du es im Glasiglu gelernt hast."

„Und du meinst wirklich, damit verschwindet der Fels hier?"

„Nein, natürlich nicht. Aber du wirst dich besser fühlen. Und darauf kommt es an. Du kannst nur dann magisch handeln, wenn du nicht von deiner Furcht beherrscht wirst. Probiere es doch einfach einmal aus."

Der Hase fühlt in sich hinein. Die Furcht liegt ihm wie ein dicker Kloß im Magen. Er nimmt das innere Unwohlsein aufmerksam wahr und bedankt sich mehrfach bei ihm. Daraufhin lässt das beklemmende Gefühl immer mehr nach. Der Hase beruhigt sich.

„Bist du bereit für ein kleines Abenteuer?" fragt der Clown nach einer Weile.

„Eigentlich nicht. Das hier reicht mir vollkommen. Woraus besteht es denn?"

„Du trittst an den Rand der Klippe und springst."

„Bist du verrückt? Ich bin doch nicht lebensmüde!" ruft der Hase erregt aus.

„Vertraue mir. Ich verspreche dir bei allem, was mir heilig ist, dass dir nichts geschehen wird."

„Das glaube ich dir nicht."

„Du kannst mir ruhig vertrauen. Schau, ich sage die Wahrheit. Oder ist das etwa eine Lüge?" bei diesen Worten macht der Clown einen Schritt nach vorne, springt, fällt ein kurzes Stück und schwebt davon.

Völlig perplex schaut der Hase dem fliegenden Clown hinterher. Er überlegt. Mehrfach nähert er sich zögerlich der Kante. Immer wieder schreckt er vor dem entscheidenden Schritt zurück. Viele Dinge gehen ihm durch den Kopf.

„Nein, ich will nicht mehr so weiter leben, wie bisher", schreit er plötzlich in die Welt hinaus.

Er rafft all seinen Mut zusammen, schließt die Augen und stürzt sich in die Tiefe. Überrascht reißt der Hase die Pupillen nach wenigen Augenblicken wieder auf.

Er schwebt. Unsichtbare Kräfte tragen ihn. Er kann ihren Einfluss überall an seinem Körper spüren. Eine wunderbar leichte Stimmung überkommt ihn. Er fühlt sich frei wie ein Vogel. Er segelt über Meer,

Felsen und Wüste. Er genießt seinen Flug überschwänglich. Erst spät kehrt er in die Oase zurück.

Der Clown und der kleine Igel unterhalten sich dort angeregt miteinander. Stolz lächeln sie den Hasen an, als er in ihre Mitte tritt.

„Na, wie ist es dir ergangen?" begrüßt der kleine Igel seinen Freund.

„Zuerst ganz miserabel. Als ich erkannte, in welch auswegloser Lage ich mich befinde, bin ich zu Tode erschrocken."

Der Clown nickt voller Mitgefühl.

„Verzeih mir, aber der Schock musste leider sein. Sonst hättest du nie den Mut zum Durchbrechen deiner gewohnten Verhaltensmuster aufgebracht."

„Hat ja auch geklappt. Danach war alles nur noch wunderbar. So etwas Tolles habe ich noch nie erlebt. Jetzt weiß ich, wie die Eule sich fühlt, wenn sie frei durch die Lüfte segelt", erwidert der Hase aufgeregt.

Voller Begeisterung schildert er die Eindrücke während seiner Luftreise. Alle drei freuen sich ausgelassen über das wunderbare Ereignis, das dem Hasen widerfahren ist.

„Hast du eigentlich die Verbindung erkannt, von er ich dir erzählt habe?" platzt der Clown plötzlich mitten hinein in die heitere Stimmung.

„Ehrlich gesagt, habe ich noch nicht darüber nachgedacht."

„Gut. Dann ist jetzt die richtige Zeit dafür. Überlege. Spüre in dich hinein. Was für eine Art von Erfahrung hast du eben gemacht? Was hast du gelernt bei deinem Abenteuer? Welche fundamentale Einsicht gewinnst du aus dem, was du gerade erlebt hast, lieber Hase?"

Der Hase überlegt kurz.

„Dass ich fliegen kann, wenn ich meine Angst überwinde und stattdessen vertraue."

„Und warum kannst du fliegen?"

„Weil unsichtbare Kräfte mich tragen", entgegnet der Hase wie aus der Pistole geschossen.

Der Clown steht auf und umarmt den Hasen ganz innig.

„Siehst du. Das ist alles, was ich dir beibringen wollte. Die meisten Wesen wissen nämlich nicht, dass wunderbare Kräfte sie tragen, wenn sie vollkommen vertrauen."

Der Hase schaut den Clown plötzlich traurig an.

„Schade, dass es diese Kräfte nur hier im Zauberwald gibt."

Der Clown lacht laut auf.

„Wer hat dir denn den Unsinn erzählt? Nein, die Kräfte, die dich getragen haben, gibt es in der ganzen Welt. Dort kannst du sie nur nicht so klar und deutlich spüren wie hier im Zauberwald. Deshalb fällt dir das Verbinden mit den Kräften hier besonders leicht."

„Aber was sind das für Kräfte, die mich leicht machen und davontragen, wenn ich ihnen vertraue?"

„Das ist die Energie, aus der alles besteht. Du kannst gerne Kräfte des Lebens, Urkraft, Essenz oder universale Kraftfelder zu ihr sagen. Wenn du möchtest, darfst du sie auch gerne Gott nennen, wenn dir das besser gefällt. Namen sind Schall und Rauch.

Wichtig ist allein, dass du weißt, dass es diese Kräfte gibt und dass du sie nutzen kannst."

„Danke. Durch deine Hilfe durfte ich das erfahren. Ich werde die Energie des Lebens Gott nennen. Gott ist für mich die einzig stimmige Bezeichnung für so etwas Wunderbares", erwidert der Angesprochene begeistert.

„Begreifst du nun, was ich den Wesen, die zu mir kommen, vermittle? Es ist ihre Verbindung zu Gott, die sie hier neu kennen lernen und ausrichten können. Sie können hier bei mir am eigenen Leib erfahren, dass Gott sie mit all seinen Kräften unterstützt, wenn sie ihm vollkommen vertrauen."

Der Hase grübelt in sich hinein. Plötzlich wendet er sich dem kleinen Igel zu.

„Das also ist es, was ihr mir beibringen wollt: Ich kann umso besser mit der Energie des Lebens tanzen, je intensiver ich mich mit Gott verbinde und je mehr ich ihm voll und ganz vertraue."

Der kleine Igel lacht zustimmend.

„Ganz genau. Ich kann dir den unschätzbaren Wert der Verbindung zu Gott aus eigener Erfahrung bestätigen. Ich habe ihn nach meinem Besuch im Zauberwald viele, viele Male erleben dürfen. Je mehr ich mich vertrauensvoll mit Gott verbinde, desto mehr Energie er mir, die ich für mein Leben brauche."

„Und wie kann ich die Verbindung zu Gott immer wieder erneuern?"

„Ganz einfach. Trage Gott in deinem Herzen. Denke oft an ihn. Spreche mit ihm. Und wenn du einmal besonders viel Kraft brauchst, dann spüre in das Gefühl hinein, das du erlebst hast, als du gesprungen bist und gemerkt hast, dass Gott dich trägt. Dieses Gefühl verbindet dich ganz eng mit ihm. Versuch es doch gleich einmal."

Konzentriert lauscht der Hase in sich hinein.

„Ja, es klappt. Toll. Jetzt weiß ich, wie ich mich immer mit der mächtigsten Kraftquelle und Macht verbinden kann, die es gibt."

„Ja. Du bist nie allein. Gott mit seiner Kraft und Liebe ist immer bei dir."

Der Hase nickt glücklich und zufrieden.

„Ja, es ist einfach wunderbar. Durch die Verbindung zu Gott spüre ich plötzlich eine unendlich große Liebe in mir. Ich merke, dass Gott mich bedingungslos und uneingeschränkt liebt. Ich höre, wie er mitteilt, dass er mich mit all seiner Liebe unterstützt, wenn ich das will."

Unwillkürlich sammeln sich einige Tränen in den Augen des Hasen, des kleinen Igels und des Clowns. Alle schauen sich liebevoll an.

Nach einer Weile bemerkt der kleine Igel.

„Durch die Hilfe des Clowns hast du das Wertvollste erfahren, was ein Wesen erfahren kann. Wenn das kein Grund zum Feiern ist. Komm, lass uns singen und tanzen, lieber Hase."

Der Hase springt auf.

„Halt, bevor wir feiern, möchte ich noch Gott dafür danken, dass ich mich mit ihm verbinden darf. Und auch euch möchte ich dafür danken, dass ich all dies erleben darf."

Die drei Freunde umarmen sich herzlich und feiern ausgelassen bis in die Nacht hinein. Nach und nach gesellen sich noch weitere Wesen dazu. Jeder macht seine eigenen Erfahrungen auf der anderen Seite des Zelts. Alle sind glücklich für das, was sie dort erleben dürfen.

Der Hase kann es am nächsten Morgen kaum erwarten. Er möchte so schnell es geht die Oase verlassen und in den Wald der Fülle zurückkehren. Nach einem herzlichen Abschied verlassen sie den Clown. Sie kämpfen sich erneut durch den Sand. Nach einer Weile bleibt der Hase enttäuscht stehen.

„Wo bleibt denn nun der Wald, auf den ich so sehnsüchtig warte? Warum kommt er nicht? Hast du eine Erklärung dafür?" herrscht der Hase den kleinen Igel ungeduldig an.

„Anscheinend bist du noch nicht vertrauensvoll genug mit allem verbunden, was ist. Du hast zwar deine Verbindung zu Gott auf eine neue Basis gestellt. Aber eine andere Verbindung weist offensichtlich noch nicht die notwendige Qualität von Vertrauen auf."

„Noch eine Verbindung? Welche meinst du?" fragt der Hase überrascht zurück.

„Dass musst du schon selbst herausfinden."

„Und wie soll ich das machen?"

„Wende meine vier Grundsätze an. Verbinde dich mit Gott. Gib danach eine Deklaration ab. Warte dann ab und beobachte, was geschieht. Und wenn dir danach ist, dann spürst du in dich hinein und entscheidest intuitiv, was du tun willst."

8

Der Hase setzt sich, schließt die Augen und stellt sich vor, wie er von der Klippe springt und plötzlich von der Energie des Lebens getragen wird. Sofort breiten sich eine wohltuende Wärme und ein Gefühl des tiefen inneren Friedens in ihm aus. Er spürt, wie er vertrauensvoll im Einklang mit Gott schwingt. Dann setzt er laut seinen Wunsch ab:

„Bitte Gott, zeige mir, welche vertrauensvolle Verbindung mir noch fehlt, damit ich schnell zurück in die wunderbare Welt der Fülle komme."

Der Hase öffnet die Augen. Er blickt sich aufmerksam um. Nichts geschieht. Nur die Wüste in ihrer faszinierenden Kargheit lächelt ihn an. Seine innere Stimme schweigt. Der Hase wird zunehmend unruhiger. Der kleine Igel versucht ihn zu beruhigen.

„Du musst geduldig sein, lieber Hase. Je mehr du etwas erzwingen willst, desto weniger kann es geschehen."

„Du mit deinen schlauen Sprüchen hast gut reden. Du willst ja auch nicht weg aus dieser trostlosen Gegend hier", gibt der Hase leicht entnervt zurück.

Die Momente verrinnen. Der Hase steht auf. Langsam gehen sie weiter. Ab und zu säumen einige dürre Hecken und verdorrte Grasbüschel ihren Weg. Je länger sie laufen, desto missmutiger schaut der Hase drein. Aufgewühlt brummelt er ständig vor sich hin:

„Habe ich es doch geahnt. Die Grundsätze des kleinen Igels helfen mir auch nicht weiter. Mag ja sein, dass sie bei ihm und bei anderen Wesen funktionieren. Aber bei mir, da versagen sie wieder einmal kläglich."

Da bleibt der kleine Igel stehen.

„Halt, Hase. Bemerkst du die Zeichen, die dein Wunsch ausgelöst hat?"

„Welche Zeichen? Ich sehe weit und breit nichts als nur öde Wüste", antwortet der Hase ärgerlich.

„Zeichen können nicht nur im Außen auftauchen. Sie können auch von innen kommen. Achte einmal genau darauf, was gerade in dir vor sich geht. Spüre in dich hinein und nehme wahr, was da geschieht."

Der Hase bleibt erneut stehen und folgt dem Rat des kleinen Igels. Ruhig hört er in sich hinein. Er erschrickt bei dem, was er da findet. Er entdeckt Gefühle von Misstrauen, von Bitterkeit, von Neid, von Trotz und von mangelnder Selbstachtung. Der Hase schämt sich. Er kommt sich irgendwie wertlos und wie ein Versager vor.

„Und was soll ich deiner Meinung nach jetzt machen?" fragt der Hase kleinlaut nach einer Weile.

„Nachdem du soeben achtsam beobachtest hast, was deine Deklaration ausgelöst hat, kannst du Grundsatz Nummer vier befolgen. Frage deine Intuition, was du jetzt tun sollst. Lass dir von ihr sagen, ob du diese Gefühle, wie bisher, verdrängen und verteufeln sollst oder ob du sie als einen wertvollen Teil von dir anerkennen und dich dafür bedanken sollst. Na, was rät deine Intuition dir?"

Der Hase horcht in sich hinein.

„Ich bin mir nicht ganz sicher. Aber ich glaube, meine innere Stimme rät mir, dass ich meine Gefühle anerkennen und sie als einen wertvollen Teil von mir wertschätzen soll."

„Siehst du. Es geht doch. Mache jetzt, was deine Intuition dir rät. Bekenne dich zu deinen Gefühlen. Danke dir und Gott dafür, dass du genau so bist, wie du bist. Mit all deinen positiven und negativen Eigenschaften und Stimmungen."

„Und wie mache ich das am Besten?"

„Beispielsweise in dem du laut und sinngemäß Dinge sagst wie: Ich danke mir und Gott dafür, dass ich genau so bin, wie ich bin. Ich bedanke mich für all meine tollen Eigenschaften, aber insbesondere auch dafür, dass ich neidisch und ungeduldig bin, dass ich mich minderwertig und wie ein Versager fühle und dass ich an mir zweifle und mich selbst nicht liebe."

Der Hase schreit seine Worte laut in die Wüste hinaus.

„So. Und wieso komme ich dadurch in den Wald der Fülle zurück?" fragt der Hase nach einer längeren Pause.

„Weil du gerade begonnen hast die zweite Verbindung zu heilen, die für dich wichtig ist."

Der Hase schaut erstaunt auf.

„Über welche Verbindung redest du?"

„Über die Verbindung zu dir selbst. Diese muss genau so von Vertrauen geprägt sein, wie die Verbindung zu Gott, wenn du das erleben willst, wonach du dich sehnst."

„Und wie schaffe ich das?"

„Deklariere, was du dir wünschst. Bitte Gott, dass er dir hilft. Und pass genau auf, was dann geschieht."

Der Hase hat seine Bitte kaum ausgesprochen, als ein wildes Krachen einsetzt. Dieses endet mit einem lauten Knall. Vor den beiden Freunden spaltet sich die Erde. Aus dem entstandenen Erdloch steigt ein merkwürdig gekleidetes Wesen heraus. Sein Äußeres besteht aus zahllosen grünen Federn und Stofffetzen. Über diesen trägt es größere und kleinere Trommeln, Schellen und Glocken. In der Hand hält es eine Flöte. Damit spielt es ein paar Töne. Der Klang einer zauberhaften Melodie zieht den Hasen sofort in seinen Bann. Abrupt beendet das Wesen sein Flötenspiel.

„Hallo lieber Hase, du hast mich gerufen?" singt das außergewöhnliche Wesen mit einer zarten Stimme.

„Ich, wieso? Nein", wispert der Hase verstört.

Das Wesen schlägt ein paar Mal heftig auf seine Trommeln.

„Willst du nun in den Wald der Fülle zurück oder nicht?"

Der Hase erschrickt heftig

„Oh, ja, doch. Das will ich."

„Gut, dann folge mir", antwortet das Wesen und verschwindet in der Erdspalte.

Der Hase folgt widerwillig. Ihm ist nicht ganz wohl bei der ganzen Sache. Mühsam tastet er sich durch die Dunkelheit nach vorne. Nach einer Weile taucht ein Licht in der Ferne auf. Der Hase erkennt, dass sie einen breitgetretenen Pfad entlang gehen, der direkt auf einen Raum zuführt. Aus diesem ertönt eine höchst ungewöhnliche Geräuschkulisse. Kurze, angenehm klingende Töne und Stimmen werden immer wieder von lang anhaltenden Misstönen und unangenehmen Schrei-, Kratz- und Knallgeräuschen abgelöst. Das Ganze ist ein wildes Durcheinander von wohltuenden und scheußlichen Schwingungen, wobei die letztgenannten deutlich überwiegen.

Widerwillig bleibt der Hase vor dem Raum stehen.

„Na, was ist. Willst du den Raum nicht betreten?" ruft ihm das merkwürdige Wesen zu.

„Nein. Muss ich?"

„Nein. Du musst natürlich nicht. Aber ich wundere mich ein bisschen, dass du dich weigerst."

„Warum wunderst du dich?" fragt der Hase erstaunt.

„Weil du den Pfad in den Raum bis heute ohne Zögern gegangen bist. Deshalb ist er doch so breit ausgetreten."

Der Hase blickt verwundert auf.

„Ich?"

„Ja, du. Der Pfad, auf dem wir gehen, führt geradewegs in dein Inneres. Er endet in dem Raum, wo du hören kannst, wie du die ganze Zeit mit dir selbst umgegangen bist. Du nimmst dort die Harmonien und Disharmonien wahr, in denen dein Inneres bisher geschwungen hat."

„Hm."

„Du kannst selbst hören, wie schlecht du mit dir selbst verbunden warst. Jetzt sag bloß nicht, dass du das nicht weißt. Du hast es doch den ganzen Tag gespürt. Komm folge mir. Höre dir an, was in deinem Inneren bisher vor sich ging."

Das Wesen lädt den Hasen zum Weitergehen ein.

„Nein. Ich will nicht. Der Wichtel hat gesagt, dass ich mich frei entscheiden kann."

„Ja, das kannst du natürlich. Das ist dein gutes Recht", erwidert das seltsame Wesen verwundert.

Der Hase zögert.

„Gibt es auch noch andere Räume?"

„Du stellst Fragen. Ja, natürlich gibt es die. Unzählig viele. Sie alle entsprechen anderen Zuständen, wie du mir dir selbst verbunden sein kannst."

„Dann möchte ich gerne in einen Raum gehen, wo die Verbindung stimmt."

„Hört, hört", merkt das Wesen erstaunt an. „Drehe dich nach Rechts und folge dem Pfad, den du dann wahrnimmst."

Der Hase folgt dem Vorschlag seines Ratgebers. Er ändert seine Richtung. Sofort tut sich ein neuer Gang vor ihm auf. Er hätte schwören können, dass dieser vorher nicht da war. Zögerlich folgt er dem unbekannten Pfad. Bald steht er vor einem Raum, der eine wunderbare Musik und zauberhafte Geräusche aussendet. Nur wenige Disharmonien stören die Reinheit seines Klangbildes.

Erwartungsvoll betritt der Hase den geheimnisvollen Raum. Schlagartig vergisst er alles um sich herum. Voller Begeisterung lauscht er den himmlischen Klängen. Er geht völlig in ihnen auf. Noch nie in seinem Leben hat er sich so wohlgefühlt, wie hier in diesem Raum.

„Endlich bin ich daheim", murmelt er still in sich hinein.

Irgendwann später schlägt das geheimnisvolle Wesen eine seiner Trommeln. Schlagartig wird es mucksmäuschenstill im Raum.

„He, was soll das?" ruft der Hase enttäuscht aus. „Warum zerstörst du diese herrliche Stimmung?"

„Du hast genug gehört. Es wird Zeit, dass du in deine Welt zurückkehrst."

„Schade. Es war einfach toll zu erleben, wie ich mich innerlich fühle, wenn ich in Harmonie mit mir selbst bin. So will ich in Zukunft mit mir umgehen", bemerkt der Hase zufrieden.

„Dann sei einfach nur du selbst."

„Aber was bin ich eigentlich?"

Das Wesen lacht.

„Das musst du schon selbst herausfinden."

„Kannst du mir nicht ein bisschen helfen dabei?"

„Gut. Was weißt du über die Macht und die Freiheit, die du zur Gestaltung deines Lebens besitzt?"

„Ich habe gelernt, dass ich auswählen kann, welche Geschichten ich erleben will. Ich bin sozusagen der Schöpfer meiner eigenen Welt."

Das Wesen nickt begeistert.

„Sehr schön. Dann weißt du ja bereits, dass ein mächtiger Magier in dir steckt. Was denkst du? Ist ein Magier arm oder reich?"

Der Hase reckt die Nase hoch.

„Dumme Frage. Reich natürlich. Er kann sich ja schließlich alles herzaubern, was er erleben will."

„Und gibt es etwas, vor dem ein mächtiger Magier Angst haben oder vor dem er sich ernsthaft sorgen muss?"

„Nein, natürlich nicht. Ein Magier kennt keine Angst."

„Und lebt ein kluger Magier so, dass er glücklich ist und sich wohl fühlt oder so, dass er unglücklich ist und leidet?"

„Das Erste natürlich. Sag, hast du noch mehr solch einfältiger Fragen auf Lager?" will der Hase erstaunt vom Wesen wissen.

„Eine noch. Sag, fühlt sich ein weiser Magier eher wie ein gesegnetes Wesen Gottes oder eher wie jemand, der am Sinn seines Lebens zweifelt?"

„Selbstverständlich wie ein Wesen Gottes. Aber was fragst du die ganze Zeit so blöd?"

„Ganz einfach. Weil du ein solcher Magier bist. Du weißt es in deinem Inneren ganz genau. Trotzdem verhältst du dich ganz anders. Du magst den Raum voller Missklänge eigentlich überhaupt nicht, und trotzdem lebst du die ganze Zeit genau so. Weißt du, das verstehe ich einfach nicht."

„Ich auch immer weniger. Ich dachte bisher, dass ich der Welt hilflos ausgeliefert bin. Ich lerne erst jetzt, dass ich auch so leben kann, wie ich will", antwortet der Hase ehrlich.

„Dann wird es höchste Zeit, dass du deine Verbindung zu dir auf eine vertrauensvolle Basis stellst. Lebe so, dass dein Inneres wie ein Raum voller Harmonie schwingt."

„Und wie mache ich das am Besten?"

Das Wesen schüttelt den Kopf.

„Frage das den kleinen Igel. Ich kann dich hören lassen, wie du mit dir selbst umgehst. Aber wie du das ändern kannst, das weiß ich nicht."

Sie kehren an die Oberfläche zurück. Nach einem kurzen Wiedersehenshallo verabschiedet sich das merkwürdige Wesen herzlich von den beiden Freunden.

„Na, Hase, wie ist es dir ergangen?" will der kleine Igel vom Hasen wissen.

„Frag bitte nicht. Ich bin geschockt."

„Was hat das Wesen mit dir angestellt, dass du dich so fühlst?"

„Es hat mir schonungslos vorgeführt, wie miserabel ich mit mir selbst umgehe."

„Aha", entgegnet der kleine Igel voller Anteilnahme.

„Und es hat mir den Tipp gegeben, dass du mir helfen kannst, die Verbindung zu mir selbst in Ordnung zu bringen. Willst du das für mich tun?"

„Ja, gerne."

„Weißt du, seit ich mit meinen eigenen Ohren gehört habe, wie disharmonisch ich innerlich klinge, seither will ich nicht mehr so leben, wie bisher. Ihr habt mir gesagt, dass ich das ändern kann. Das will ich jetzt auch mit ganzer Macht tun", antwortet der Hase rasch und bestimmt.

„Sehr schön. Dann tanze jetzt mit der Energie des Lebens. Bitte Gott, dass er dir zeigt, wie du dir selbst voll vertrauen kannst."

Der Hase hat seine Bitte kaum ausgesprochen, als er einen mächtigen Druck in seinem Herzen spürt. Er teilt dies dem kleinen Igel mit.

„Das ist ein Zeichen. Du sollst mehr auf dein Herz hören. Dein Herz ist die Verbindung zu deinem wahren Selbst. Gemeinsam mit deiner Intuition weiß es immer, was du eigentlich willst und was gut für dich ist."

Der Hase nickt.

„Dann will ich mich jetzt ganz eng mit meinem Herzen verbinden."

„Gut. Wie das geht, weißt du ja bereits. Verbinde dich erneut mit Gott. Fühle seine göttliche Liebe. Dann stimme dich auf dich selbst ein. Höre nach innen in dein Herz und spüre die Kraft, die in dir wohnt und die du selbst bist."

Einen Moment lang verharrt der Hase ganz still. Dann schaut er resigniert auf.

„Tut mir leid. Ich schaffe das nicht. Ich spüre eine zu große innere Unruhe und zuviel Ungeduld in mir."

Daraufhin berührt der kleine Igel den Hasen zärtlich. Er senkt seine Stimme. Er spricht langsam und deutlich:

„Das ist vollkommen in Ordnung so. Liebe dich immer so, wie du gerade bist. Denn du kannst dich erst verändern, wenn du akzeptierst, wie du bist. Erkenne an, was du gerade fühlst."

Der Hase nickt nach einer Weile.

„So, jetzt lasse deine Gedanken schweifen. Folge in deiner Vorstellung nochmals dem Wesen zu dem Raum mit der wunderbaren Musik und den angenehmen Geräuschen. Spüre, wie du im Raum sitzt und eins bist mit der liebevollen Stimmung dort."

Der Hase sitzt lange Zeit ganz stumm da. Dann bewegt er kaum merklich den Kopf.

„Wunderbar. Ganz toll, wie du das machst", lobt der kleine Igel sein Gegenüber.

„Gib bitte jetzt die Erklärung ab, dass du fortan dir und deinem Herzen voll vertrauen willst. Spüre, wie diese Deklaration dein ganzes Vertrauen in dein Herz fluten lässt. Stelle dir vor, wie du ab sofort bei allem, was du denkst, fühlst und tust, auf deine innere Stimme und dein inneres Wohlbefinden achtest. Erlebe, wie sich deine Gefühle im Raum der Harmonie mit deiner Erklärung verbinden. Nimm wahr, wie sie zu einer Einheit verschmelzen. Fühle, wie sich die gewaltige Energie, die dir das Gefühl gibt im Raum der Harmonie zu sein, mit der Erfahrung verbindet, dass dir deine Intuition und dein Herz fortan verrauensvolle Ratgeber sind. Merke dir das Gefühl von Gewissheit und Überzeugung, die in dieser Erfahrung steckt."

Mehr und mehr spürt der Hase einen tiefen inneren Frieden in sich. Sein Herz wird mit jedem seiner Gedanken ein bisschen freier. Er nimmt die tiefe Wahrheit wahr, die in dem steckt, was er gerade macht. Er fühlt, wie sein Vertrauen in sich spürbar wächst.

Eine Weile ist es ganz still. Dann wird der Hase unruhig.

„Na, bewegt dich noch was?" fragt der kleine Igel nach als er die Veränderung beim Hasen bemerkt.

„Wie kann ich mich schnell und wirkungsvoll mit mir verbinden, wenn ich merke, dass ich einmal nicht harmonisch mit mir selbst schwinge?"

„Ganz einfach. Sei einfach du selbst. Achte auf dein Wohlbefinden. Es signalisiert dir, dass etwas nicht stimmt. Wenn immer du dich nicht wohl fühlst, dann spüre in dich hinein. Anerkenne zuerst immer, was du gerade fühlst, bedanke dich dafür und vergebe. Dann fühle, wie es ist, im Raum der Harmonie zu sein. Dieses Gefühl baut eine starke, vertrauensvolle Verbindung zu deinem Herzen auf. Mache dir bewusst, dass deine Intuition und dein Herz ihre Kraft aus einer starken Verbindung zu Gott beziehen. Spüre die Liebe Gottes zu Dir und deinem Herzen. Dann wirst du vertrauensvoll einsehen, dass deine Intuition und dein Herz weise und liebevolle Ratgeber für dich sind, die dich immer zu dir selbst führen. Folge den Zeichen der Liebe und du wirst immer zu dir selbst finden."

„Aber was ist, wenn ich einmal so mies drauf bin, dass ich das Gefühl, im Raum der Harmonie zu sein, nicht abrufen kann und meine innere Stimme und die Stimme meines Herzens nicht deutlich wahrnehmen kann?" merkt der Hase skeptisch an.

„Dann stehe zu diesem Erleben und sei glücklich darüber, dass du genau so bist, wie du in dem Moment bist. Wichtig ist, dass du immer eins mit dir selbst bist. Auch wenn dir nicht gefällt, was gerade in dir vorgeht oder wenn du gerne jemand anderer sein willst. Achte und liebe dich immer, egal was gerade in dir los ist. Du bist, wie du bist. Du bist ein Hase, der Stärken und Schwächen hat, der Dinge tut, die er hinterher bereut und dessen Gefühle wild hin- und herschwanken. Liebe dich, so wie du bist."

„Hm."

„Gott liebt dich immer, egal wie du bist. Er liebt dich, weil du genau so bist, wie du eben bist. Vertraue ihm. Vertraue den Kräften des Lebens. Du bist ein Teil von ihnen. Je mehr du ihnen vertraust, desto mehr kannst du dir selbst vertrauen. Sei einfach liebevoll du selbst. Achte auf dein Wohlbefinden. Und folge dem Rat deines Herzen. Mehr musst du nicht tun. So bist du immer bestmöglich mit dir selbst verbunden."

„Und wenn es nicht so klappt, wie ich will?" merkt der Hase zweifelnd an.

„Dann liebe dich dafür. Kein Wesen ist perfekt. Auch ich nicht. Wichtig ist, dass du dich nicht verdammst dafür. Vertraue dir. Das führt dich am schnellsten und sichersten zu dir selbst zurück."

Der Hase denkt lange über die Ausführungen des kleinen Igels nach.

9

Nach einer Phase der Stille springt der Hase unerwartet auf und läuft durch den Wüstensand davon.

„He, wo willst du hin?" ruft ihm der kleine Igel hinter her.

„Ich will jetzt endlich in die wunderbare Welt der Fülle zurück."

„Und wie willst du dahin kommen?"

„Mein Herz wird mich leiten. Ich habe ihm den entsprechenden Wunsch gerade mitgeteilt", entgegnet der Hase voller Zuversicht.

„Na, dann schauen wir doch mal, was jetzt passiert", murmelt der kleine Igel vor sich hin.

Je weiter die beiden Freunde kommen, desto mehr wandelt sich die Wüste in eine dürre Steppe. Sie laufen über einen steinigen Boden, der immer dichter mit braunen Grasbüscheln und von der Hitze versengten Sträuchern durchsetzt ist. Auch das Wetter ändert sich. Dunkle Wolken ziehen am Himmel auf. Wenig später fegt ein gewaltiger Sturm über sie hinweg. Der Hase und der kleine Igel suchen Schutz hinter einem großen Stein. Plötzlich erhellen grelle Blitze die Landschaft. Sie zischen auf die Erde und entladen sich mit einem gewaltigen Knall. Der Hase klammert sich eng an den kleinen Igel. Mutig erträgt er das Spektakel um sich herum.

Das Gewitter verfliegt so schnell, wie es gekommen ist. Einen kurzen Moment ist es beängstigend still. Dann ist ein leises Brutzeln zu hören, das schnell immer lauter wird.

Der Hase streckt seine Nase hinter dem Stein hervor und springt erschrocken auf.

„Da sieh doch, kleiner Igel, überall Feuer. Die ganze Gegend brennt. Wir befinden uns in großer Gefahr. Hilfe, Hilfe", schreit der Hase hysterisch in die Welt hinaus.

Auch der kleine Igel blickt sich nun um.

„Wer wirklich vertraut, der findet immer eine Lösung", merkt er ruhig an.

„Du mit deinen schlauen Sprüchen. Die können uns jetzt auch nicht retten."

Der kleine Igel ergreift den Hasen und schüttelt ihn, so stark er kann. Er blickt ihm bestimmt und voller Zuversicht in die Augen.

„Es wird höchste Zeit, dass du auch die dritte wichtige Verbindung neu ausrichtest."

„Welche Verbindung meinst du?" fragt der Hase aufgeregt.

Er bemerkt voller Entsetzen, wie das Feuer immer näher kommt.

„Die Verbindung zur Welt und zu den anderen Wesen in der Welt", erwidert der kleine Igel lächelnd.

„Und was muss ich dazu tun."

„Verbinde dich mit Gott und dir selbst und gib die ehrliche Erklärung ab, dass du der Welt und allem vertraust, was in der Welt ist. Das ist alles, was du tun musst."

„Und das wird uns retten?" merkt der Hase hustend an, da der Rauch inzwischen immer dichter wird.

Die hoch auflodernden Flammen sind nur noch wenige Meter von den beiden Freunden entfernt.

„Vertraue einfach. Aber beeil dich. Stimme dich auf Gott und dein Herz ein, und dann schrei so laut du kannst: Welt und Feuer, ich vertraue euch von ganzem Herzen."

Der erste Versuch misslingt. Die ansteigende Hitze und der immer dichter werdende Rauch machen dem Hasen schwer zu schaffen. Er atmet ein letztes Mal tief ein. Er spürt, wie die beißende Luft sich tief in seine Lungen bohrt. Mühsam kämpft er gegen den aufkommenden Hustenreiz an. Plötzlich ist er hellwach. Er sieht ganz deutlich vor sich, wie er an der Klippe des Felsens steht, wie er springt, wie Gott ihn trägt und wie er dann gemeinsam mit dem geheimnisvollen Wesen in den Raum mit den harmonischen Klängen eintritt. Jetzt fühlt er sich frei und stark. So laut er kann, schreit er das Feuer an.

Die Worte des Hasen sind kaum verklungen, als schlagartig ein sintflutartiger Regen einsetzt. Nach wenigen Augenblicken erlischt das Feuer. Nur schwarze Grasreste und verkohlte Sträucher erinnern noch an seine zerstörerische Macht.

Durchnässt, aber glücklich tritt der Hase hinter dem Stein hervor.

„Danke Gott. Danke Welt. Danke Regen. Das war Rettung in letzter Minute", jauchzt er voller Freude.

„Danke auch dir selbst. Denn du hast durch dein Vertrauen die Voraussetzung geschaffen, dass der Regen uns retten konnte."

„Ich, wieso ich?" blickt der Hase den kleinen Igel erstaunt an.

„Hast du alles vergessen, was wir dich die ganze Zeit gelehrt haben?"

„Nein, du hast Recht. Mein Weltbild hat sich gewaltig verändert. Ich glaube immer mehr, dass ich der Schöpfer meiner Welt bin. Ich bin immer stärker davon überzeugt, dass ich die Geschichten auswähle, die ich erlebe. Ich bin mir immer mehr gewiss, dass ich auf eine wundervolle Weise genau das erlebe, was ich bin", erwidert der Hase lächelnd.

„Aber es ist etwas anderes, ob man Auge in Auge dem Feuer gegenüber steht, oder ob man in aller Ruhe sich eine Meinung bildet dazu, nicht wahr?"

Der Hase nickt.

„Ja, das ist ein himmelweiter Unterschied."

„Dann lass dir das soeben Erlebte eine gute Lehre sein. Vertrauen beweist sich im Leben und durch die Tat. Ob du Gott, dir selbst und der Welt wirklich bis tief in dein Herz vertraust, kannst du am besten erkennen, wenn du dich beispielsweise in einer großen Gefahr befindest."

„So, wie ich sie eben durchlitten habe."

„Ja, genau so. Aber dein gestärktes Vertrauen zu Gott und dein tiefes Vertrauen zu dir selbst haben dich gerettet. Durch sie warst du in der Lage dein Vertrauen zur Welt neu auszurichten."

„Und warum ist das Vertrauen in die Welt so wichtig?"

„Weil es deine Welt ist, die du erlebst. Misstraust du der Welt, dann misstraust du dir selbst. Denn alles ist eins. Alles ist miteinander verbunden. Du und die

Welt, ihr seid eine Einheit. Tust du der Welt etwas Gutes an, dann machst du dir selbst ein Geschenk."

Der Hase schaut den kleinen Igel glücklich an.

„Ich glaube, ich begreife es immer mehr. Wenn ich der Welt vertraue, dann zahlt mir die Welt dieses Vertrauen voll und ganz zurück. Die Welt unterstützt mich in dem, wonach ich mich sehne und was ich mir wünsche. Genauso, wie ich es eben erlebt habe, als mich das Feuer bedrohte. Ich habe der Welt mein Vertrauen ausgesprochen, und schon hat der Regen mich gerettet."

„Genau so ist es", stimmt der kleine Igel anerkennend zu.

Der Hase strahlt übers ganze Gesicht.

„Ist das nicht wunderbar? Wenn ich der Welt zukünftig wieder einmal misstraue, brauche ich mich nur an mein Erlebnis mit dem Feuer zu erinnern. Ich bin sicher, dass mein Vertrauen in die Welt dann schlagartig steigen wird. Das weiß ich einfach."

„Wenn das so ist, dann können wir den Zauberwald wieder verlassen. Du hast viele entscheidende Dinge gelernt, seit wir von zu Hause aufgebrochen sind, lieber Hase."

Der Hase nickt stumm.

„Komm, lass uns wieder zu deiner Familie zurückkehren. Schau, da vorne warten schon die Elfen, der Wichtel, der Clown und das geheimnisvolle Wesen auf uns. Sie wollen sich ganz herzlich von uns verabschieden."

Der Hase springt überrascht auf.

„Aber ich will doch gar nicht nach Hause. Ich will in den wunderbaren Wald der Fülle zurück, wo ich mich so wohlgefühlt habe."

„Wenn du Gott, dir selbst und der Welt wirklich vertraust, dann ist dein sehnlichster Wunsch bereits erfüllt. Du siehst es nur noch nicht. Möglicherweise fällt die Wunscherfüllung etwas anders aus, als du es erwartest. Vertrau einfach. Lass dich von dem überraschen, was geschieht."

„Du hast Recht. So soll es sein", lacht der Hase in die Welt hinaus.

Er läuft voller Freude auf die Wesen des Zauberwalds zu. Zum Abschied der beiden Freunde inszenieren die Elfen nochmals eine große Feier. Alle tanzen und freuen sich ausgelassen mit dem Hasen über seine wunderbare Verwandlung. Aus einem ängstlichen und misstrauischen Wesen ist ein furchtloser und vertrauender Hase geworden.

10

Nach der großen Abschiedsfeier treten der kleine Igel und der Hase die Heimreise an. Sie werden bereits an der Grenze zum Zauberwald erwartet.

„Hallo, wie geht es euch? Habt ihr die Abenteuer im Wald der Geheimnisse gut überstanden?" begrüßt die Eule die beiden Freunde.

„Hallo, liebe Eule. Ja natürlich, was denkst du denn? Wir haben dort ganz tolle Sachen erlebt. Der Zauberwald ist einfach wunderbar", sprudelt es aus dem Hasen heraus.

Statt vieler Worte lächelt der kleine Igel die Eule nur glücklich an.

„Dann ist ja alles in bester Ordnung. Ich soll euch im Namen des Eremiten bitten noch kurz bei ihm vorbeizuschauen, ehe ihr euch auf den Nachhauseweg macht. Geht das?"

Der kleine Igel antwortet:

„Klar machen wir das. Nicht wahr, Hase?"

„Logisch. Ich wollte mich ohnehin noch bei ihm für alles bedanken, was er für mich getan hat."

In gewohnter Manier machen sie sich in Richtung der Hütte des Eremiten auf den Weg. Die Eule fliegt voraus. Die beiden Freunde folgen, so schnell sie können.

Der Eremit heißt alle herzlich willkommen, als sie bei ihm eintreffen. Voller Begeisterung erzählt der Hase, was ihm in der Zwischenzeit alles widerfahren ist. Stolz berichtet er über seine Erfahrungen. Immer wieder bedankt er sich überschwänglich bei seinem

Gastgeber. Erfreut registriert der Eremit die Verwandlung, die der Hase durchgemacht hat.

„Ich habe euch hergebeten, weil ich dem Hasen noch etwas Wichtiges mit auf den Weg geben will. Natürlich nur, wenn er will. Hast du Lust dazu, Hase?"

Dieser springt erregt auf.

„Na klar, immer. Ich sehe inzwischen ein, wie wichtig die Unterstützung guter Freunde für mich und meine Entwicklung ist. Ich habe gelernt, dass ich fremde Hilfe ohne Schuldgefühle annehmen darf. Früher hatte ich immer ein schlechtes Gefühl dabei. Das ist jetzt vorbei."

„Ich bin immer wieder überrascht, wie schnell der Zauberwald seine Besucher verändern kann", murmelt der Eremit leise in seinen Bart.

„Sehr gut, Hase. Dann komm bitte her zu mir."

Der Hase hoppelt zum Eremiten. Er setzt sich direkt vor ihm hin.

„Richte dich bitte auf", weist der Eremit den Hasen an.

Als der Hase aufrecht steht, malt der Eremit mit dem Zeigefinger seiner rechten Hand ein Zeichen auf seine Stirn. Dieses wiederholt er mehrmals. Dabei spricht er einige geheimnisvolle Worte.

„So Hase. Jetzt bist du ein gesegnetes Wesen."

Der Hase möchte sich wieder setzen.

„Warte, ich habe noch eine Überraschung für dich. Bleib bitte einen Augenblick so stehen. Ich gehe rasch in meine Hütte, um etwas zu holen."

Der Eremit erhebt sich. Wenig später kehrt er zurück. In seinen Händen hält er eine bläulich schimmernde Glaskugel. Diese legt er behutsam vor dem Hasen ins Gras."

„Erinnerst du dich an das Glasiglu und seine außergewöhnlichen Eigenschaften?"

„Wie könnte ich das je vergessen? Es hat mich auf eine anschauliche Weise meine unbewussten Ängste erleben lassen. Und es hat mir mit seiner Energie dabei geholfen, dass ich diese anerkennen und mir dafür vergeben konnte."

„Genau", nickt der Eremit. „Diese Kugel hier besitzt ähnliche Fähigkeiten wie das Glasiglu. Durch ihre Resonanzkräfte wirkt sie wie ein Sender und Empfänger für deine unbewussten und natürlich auch für deine bewussten Energiefelder. Sie hilft dir Disharmonien und Blockaden zu erkennen, die in dir den Energiefluss hemmen. Und sie unterstützt dich mit ihrer Energie dabei, diese anzuerkennen und positiv nutzbar zu machen."

„Toll. Dann stimmt es also wirklich, was der kleine Igel andeutete: Werkzeuge, die wie das Glasiglu wunderbare Dinge leisten können, gibt es tatsächlich auch in der normalen Welt", bemerkt der Hase erfreut.

Der Eremit lächelt.

„Alle Phänomene, die im Zauberwald vorkommen, treten auch außerhalb von ihm auf. Der Zauberwald erfindet keine Effekte, die es in der realen Welt nicht gibt. Er verdichtet und verstärkt sie nur, so dass sie klarer und deutlicher sichtbar werden. Er lässt weg, was ansonsten im komplexen Chaos der alltäglichen Ursachen und Wirkungen untergeht."

Die Bewunderung ist dem Hasen deutlich anzumerken.

„Die Kugel ist etwas ganz Besonderes, nicht wahr?"

„Eigentlich gar nicht so sehr. Was die Kugel kann, kann im Prinzip alles, was existiert. Jeder Mensch, jedes Tier, jede Pflanze und jeder Gegenstand steht mit allem anderen auf der Ebene der geistigen Felder in Verbindung. Auf der Ebene kann jeder den anderen unterstützen, wenn der andere ihn darum bittet."

„Das heißt, ich kann das auch", fragt der Hase neugierig nach.

„Ja, du kannst das auch. Allerdings ist die Kugel insofern etwas Bemerkenswertes, weil sie das, was sie kann, besonderes gut kann. Sie ruft schnell und präzise die genau passenden Bilder und Gefühle im Beobachter wach. Und sie arbeitet sehr systematisch und zuverlässig."

„Ein kleines Wunder also", merkt der Hase an, während er die Kugel liebevoll anschaut.

„Nimm die Kugel jetzt bitte in deine Pfoten. Schau möglichst ruhig und gelassen in sie hinein."

Sorgfältig führt der Hase die gewünschten Handlungen aus.

„Stimme dich jetzt auf Gott, auf dich selbst und auf die Welt ein. Genau so, wie du es im Zauberwald gelernt hast. Nicke bitte, wenn du soweit bist", erklärt der Eremit weiter.

Fast unmerklich hebt und senkt der Hase nach einer Weile den Kopf.

„Jetzt deklariere bitte einen Wunsch, eine Bitte oder eine Absicht, die dir gerade am Herzen liegt. Wie das geht, hat dir der kleine Igel sicherlich beigebracht."

Abermals nickt der Hase mit dem Kopf.

„So und nun achte aufmerksam auf das, was du in der Kugel wahrnimmst. Lasse dich treiben von den Gefühlen und Vorstellungen, welche die Kugel in dir auslösen. Genieße die Träume, die sie in dir wachruft. Nimm ihre Informationen mit dem ganzen Herzen auf und an. Höre gut zu, was sie dir sagt. Sauge die Lebensfreude und die Zuversicht auf, mit der sie dich beglückt. Wenn du genug hast, dann lege die Kugel bitte wieder vor dir ins Gras."

Erwartungsvoll blickt der Hase in die Kugel. Er erklärt eine Ansicht. Fasziniert beobachtet er, was durch die Kugel in ihm daraufhin geschieht. Freudig gibt er sich den Gefühlen hin, die sie in ihm auslöst. Begeistert nimmt er die Emotionen an, die in ihm aufsteigen. Eine absolute Hochstimmung überkommt ihn. Er fühlt sich pudelwohl in seinem Fell. Nach einer Weile setzt er die Kugel sorgfältig auf dem Boden ab.

„Das hast du sehr gut gemacht, Hase. Ich spüre deutlich, dass die Kugel dir viel Zuversicht und viele neue Erkenntnisse über dich und dein Leben geschenkt hat."

Der Hase nickt stumm.

„Wenn du willst, kann die Kugel dich immer und jederzeit mit ihrer Energie bei deinen Vorhaben unterstützen. Egal, wo du gerade bist. Bitte sie einfach darum. Sie wird dich dann immer mit ihrer Energie versorgen, solange du sie benötigst."

Mit offenem Herzen und voller Dankbarkeit spricht der Hase seine Bitte aus. Für einen kurzen Moment ist es ganz still. Dann kommt erneut Leben in den Hasen. Es ist ihm deutlich anzumerken, dass ihn etwas beschäftigt.

„Vielen Dank, lieber Eremit, für dieses wunderbare Erlebnis. Darf ich dich etwas fragen?"

„Ja, natürlich. Immer."

„Was ist, wenn ich später einmal den Wunsch verspüre, noch einmal mit der Kugel zu sprechen?"

Der Eremit erwidert lachend:

„Dann darfst du mich natürlich gerne besuchen kommen und dich wieder mit der Kugel unterhalten."

„Danke. Ihr seid alle so gut zu mir. Das tut mir richtig gut."

Statt einer Antwort nimmt der Eremit den Hasen hoch und drückt ihn fest an sich.

Wenig später verabschieden sich der kleine Igel und der Hase herzlich vom Eremiten. Sie machen sich auf den Heimweg. Aufmerksam passt die Eule auf die beiden Freunde auf. Der Hase ist völlig verwandelt. Glücklich und begeistert tollt er mit dem kleinen Igel herum. Spielend erreichen sie die Lichtung, wo sich die Sippe des Hasen aufhält. Dann trennen sich ihre Wege. Vergnügt und stolz kehrt der kleine Igel heim in den Kreis seiner Familie.

11

Einige Tage nach den erlebnisreichen Abenteuern im Zauberwald begegnen sich der Hase und der kleine Igel wieder. Der Hase strahlt übers ganze Gesicht. Der kleine Igel freut sich riesig, als er bemerkt, wie es dem Hasen geht.

„Hallo, mein Freund. Du siehst ja richtig gut aus", begrüßt der kleine Igel sein Gegenüber.

„Hallo, kleiner Igel. Ja. Ich fühle mich auch sehr wohl. Vielen Dank nochmals für alles. Ohne deine Hilfe würde ich immer noch im Sumpf eines hoffnungslosen Trübsinns versinken. Du hattest übrigens völlig Recht."

Der kleine Igel schaut erstaunt auf.

„Danke. Aber womit hatte ich Recht?"

„Mit deiner Aussage, dass die Welt der Fülle bereits da ist. Ich muss nicht in die Welt der Fülle im Zauberwald zurückkehren, um wirklich glücklich sein zu können. Je mehr ich einfach nur ich selbst bin, desto stärker empfinde ich auch hier in diesem Wald einen echten Frieden und eine wahre Freude."

Der kleine Igel lächelt dem Hasen liebevoll zu.

„Siehst du. Damit hast du vielleicht das Allerwichtigste begriffen, was ein Wesen überhaupt begreifen kann."

„Weißt du, kleiner Igel. Es ist ein Wunder. Wenn ich es nicht selbst bei mir erleben würde, würde ich es nicht glauben. Seit ich mich verändert habe, hat sich auch der Wald hier gewandelt. Seit ich ihn mit anderen Augen sehe, ist er anders geworden. Was mir früher Angst machte und extrem gefährlich erschien, hat seine Bedrohlichkeit für mich weitgehend verloren. Was ich früher wegen meiner miesen Stimmung völlig übersehen habe, offenbart mir jetzt seine wunderbare Schönheit. Ist das nicht toll?"

„Ja, die Welt ist magisch. In dem Moment, wo du deine Perspektive auf die Welt veränderst, wandelt sich die Welt für dich. Aber sag, hast du denn gar keine Angst mehr?"

„Oh, doch. Manchmal fürchte ich mich schon noch."

„Und was machst du dann?" fragt der kleine Igel neugierig nach.

„Ich mache ganz genau das, was ihr mir beigebracht habt. Wenn beispielsweise ein schlimmes Gewitter aufzieht, nehme ich meine Angst wahr, anerkenne sie und bedanke mich bei ihr. Dann denke ich an Gott und spüre plötzlich, dass ich nicht allein bin in der Welt. Das gibt mir Mut und lässt mich das Gewitter ertragen."

Der kleine Igel spürt einen tiefen Frieden in den Worten des Hasen. Dieser führt weiter aus:

„Seit ich Gott, mir selbst und der Welt vertraue, weiß ich, dass die Blitze mir nichts antun wollen. Ich spüre irgendwie, dass mir nichts geschehen wird. Alles ist genau so, wie du es mir beigebracht hast."

„Du hast dich ganz erstaunlich entwickelt, lieber Hase. Du wirkst jetzt so leicht und spielerisch auf mich. Hast du denn alles Schwere abgelegt?"

Der Hase zuckt mit den Schultern.

„Vielleicht. Ich weiß es nicht. Ist mir auch egal. Ich lasse mich einfach immer mehr von meiner inneren Stimme und meinen Wohlbefinden leiten. Weißt du, früher war ich ein Riesendummkopf. Ich dachte, dass ich alles selbst erledigen muss. Jetzt lasse ich fast alles geschehen. Jetzt entwickelt sich alles irgendwie wie von selbst. Das Leben steckt voller Wunder."

„Und was machst du, wenn ein großer Hund kommt?" fragt der kleine Igel dann.

„Wenn ein Hund im Wald herum streunt, dann merke ich das irgendwie in mir drin so früh, dass ich mich rechtzeitig verstecken kann. Ist das nicht wunderbar?"

„Ja, das ist es in der Tat. Ich sehe, bei dir ist wirklich alles in bester Ordnung. Komm lass uns zusammen spielen."

„Gleich. Weißt du, was mich am meisten verändert hat?"

„Nein. Sag es mir bitte."

„Mein Vertrauen. Am meisten bringt mir das Vertrauen zu Gott. Seit ich am eigenen Leib erlebt habe, dass Gott mich mit seinen Kräften trägt, seither vertraue ich auch mir selbst und der Welt viel mehr. Denn ich weiß jetzt, dass Gott mich liebt. Seine Liebe bringt mein inneres Licht zum Leuchten. Von seiner Energie lebe ich. Seine Energie ernährt sich mein Herz."

Nach einer kleinen Pause fährt der Hase fort:

„Und direkt in meinem Herzen sitzt meine innere Stimme. Sie ist mir inzwischen ein weiser Ratgeber geworden. Sie und mein Wohlbefinden leiten mich treffsicher durch das Leben."

„Toll", merkt der kleine Igel anerkennend an.

„Ich weiß jetzt, dass der See und der Wichtel Recht hatten. Ich kann und darf frei auswählen, welche Geschichte im Buch meines Lebens ich tatsächlich erlebe. Ich bin der Schöpfer meiner eigenen Welt."

„Genau so ist es", stimmt der kleine Igel zu.

„Durch die Hilfe der Elfenkönigin hat sich auch mein Verständnis von der Welt gewandelt. Ich fühle mich nicht mehr getrennt von all den anderen Dingen und Wesen in der Welt. Ich spüre, dass wir alle miteinander verbunden sind."

„Das ist ein tolles Gefühl, nicht wahr?"

„Ja, ich fühle mich jetzt einfach wohl. Und je wohler ich mich fühle, desto besser geht es auch den Wesen mit denen ich zusammen komme. Ist das nicht wunderbar?"

Der kleine Igel lächelt den Hasen an.

„Ja, das ist es. Du hast wirklich eine ganz erstaunliche Entwicklung gemacht, lieber Hase."

„Ja. Irgendwie ist es auf eine magische Weise genau so gekommen, wie ihr alle gesagt habt. Danke für alles, kleiner Igel."

Der kleine Igel antwortet gerührt:

„Nichts für ungut. Ich habe dir sehr gerne geholfen."

„Jetzt kann ich es dir ja verraten: Ich zweifle manchmal immer noch daran, dass alles so bleibt, wie es gerade ist. Ich fürchte mich ab und zu immer noch davor, dass ich wieder in meine alten Muster zurück falle. Aber wenn mich solche Gefühle überfallen, anerkenne ich sie und denke an die Kugel des Eremiten. Dann spüre ich, wie sie mir Kraft gibt. Ist das

Leben nicht toll, wenn man weiß, dass es solch wunderbare Dinge gibt?"

„Ja. Die Welt ist einfach magisch. Komm, lass uns endlich spielen", erwidert der kleine Igel und rennt davon.

Einen lauten Jauchzer ausrufend hoppelt der Hase hinter her.

Bereits erschienen:

Hans-Jürgen Krieg

Der kleine Igel
und
das Geheimnis des Lebens

Fabel

pro literatur Verlag, Mammendorf

ISBN 3-86611-002-2

Aktuelle Informationen, Tipps und Neuigkeiten rund um den kleinen Igel finden Sie im Internet unter:

www.der-kleine-igel.de